安徽省非物质文化遗产"周氏梅花针灸"特色诊疗丛书
国家中医药管理局蔡圣朝名医传承工作室
安徽省高等学校质量工程

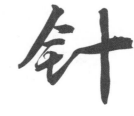

针灸

互动式体验实训教学法

◎

蔡圣朝 唐 巍 主审

贺成功 龙红慧 编著

U0208571

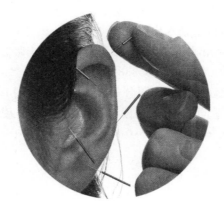

时代出版传媒股份有限公司
安徽科学技术出版社

图书在版编目(CIP)数据

针灸互动式体验实训教学法 / 贺成功,龙红慧编著.
--合肥:安徽科学技术出版社,2021.8
ISBN 978-7-5337-8423-2

Ⅰ.①针⋯ Ⅱ.①贺⋯②龙⋯ Ⅲ.①针灸疗法-中医学院-教材 Ⅳ.①R246.3

中国版本图书馆 CIP 数据核字(2021)第 098097 号

ZHENJIU HUDONGSHI TIYAN SHIXUN JIAOXUEFA

针 灸 互 动 式 体 验 实 训 教 学 法　　　　贺成功　龙红慧　编著

出 版 人:丁凌云　选题策划:王　宜　王丽君　责任编辑:王丽君　吴萍芝
责任校对:戚革惠　责任印制:梁东兵　　　　　装帧设计:冯　劲
出版发行:时代出版传媒股份有限公司　http://www.press-mart.com
　　　　　安徽科学技术出版社　　　　　　http://www.ahstp.net
　　　　　(合肥市政务文化新区翡翠路 1118 号出版传媒广场,邮编:230071)
　　　　　电话:(0551)63533330
印　　　制:合肥创新印务有限公司　　　电话:(0551)64321190
(如发现印装质量问题,影响阅读,请与印刷厂商联系调换)

开本:710×1010　1/16　　　印张:8.25　　　字数:300 千
版次:2021 年 8 月第 1 版　　　2021 年 8 月第 1 次印刷

ISBN 978-7-5337-8423-2　　　　　　　　　　　　　定价:39.00 元

目　　录

第一章 概　述

中医针灸 2010 年入选世界非物质文化遗产名录，在 183 个国家和地区推广应用。其由于具有简便廉验的特点也成为中医各专业学生的课堂教学阶段和实习阶段必不可少的操作实践技能之一。相比针灸推拿专业的学生，其他中医专业学生在校期间所接受针灸操作技能训练的比重存在很大的差异，中医专业学生进入实习医院后如何迅速提高针灸操作技能，避免针灸不良反应，掌握与患者沟通技巧；带教老师如何提高带教水平，利用先进的针灸实训方法提高实习生的针灸操作水平，是本课题所要研究的主要内容。

1. 针灸操作性强，不同专业中医实习生操作水平存在差异

实践教学是高等学校教学体系的重要组成部分，它对提高学生综合素质，培养学生创新精神和实践能力有着理论教学不可替代的特殊作用。

针灸学是一门应用科学，实践性很强，必然要求加强实践环节，以提高解决临床实际问题的能力。而实训教学正是医生领悟中医针灸学术精髓，形成并确立临证治疗的策略、思路，制订具体、切实、有效的治疗方案的重要途径；也是培养学生创新能力的重要环节。相比针灸推拿专业实习生，中医其他专业实习生虽然在校期间接受针灸理疗和操作训练，但针灸实践操作水平参差不齐，为使其全面扎实地掌握中医针灸基础理论知识，培养较强的针灸实践操作能力，需要针对其特点进行针灸实训。但是，既往的针灸实训教学手段陈旧、教学内容层次单一，因此更新教学手段，加强科学教学，补充教材内容，建立考核评价体系，改革实训考核方法，成为针灸实训教学研究的内容之一。

2. 灸具灸法新技术不断出现，实训内容也需与时俱进

梅花针灸学派源于周楣声教授的家传针灸学术，该学派尤以灸法擅长，其包括 14 种单式灸法与 10 种组合灸法，合称梅花二十四灸，主要内容有吹灸疗法、点灸笔灸、灸架熏灸、通脉温阳灸、脐腹灸、胸阳灸、头颈灸、按摩灸、肢体灸、管灸、足灸、温针灸、化脓灸、隔物灸等 14 种单式灸法的命名原则、治疗器械、操作方法、适应病证、理论依据，以及在远近配穴法、上下配穴法、前后配穴法的指导下，2 种或多种单式灸法相互配合应用的 10 种组合灸法。该学派把灸法分为化脓灸和温和灸、隔物灸和非隔物灸，并将灸疗器械分为治疗性艾灸器械和辅助性艾灸器械。但是，这些新的灸具灸法操作技术虽然在临床广泛应用，却没有被《针灸学》教材所收录，于是我们将新的针灸操作技术列入实训内容，因此需要编写新的实训教材。

3. 师从针灸名家，传授名医经验

中医学是实践性鲜明的医学体系，需悉心体验才能有所领悟，因此临床实践在中医教育中的作用至关重要。而师承无疑是实践教学的较好体现。中医教育长期以师徒制传承，核心思想是边做边教，边学边做，是情景教学的真实体现。中医药事业的发展关键在于中医人才的培养。将师承模式同院校教育相结合,形成实践能力"贯通式"培养的中医学实践教学人才培养模式,师承教育的核心在于实践。中医师承教育历来是培养中医药人才的重要手段,不仅具有科学价值而且具有人文价值。历代名医无一不是具有过硬的专业技能与精通多学科文化的高水平人物。国家中医药管理局发布的《关于医教协同深化中医药教育改革与发展的指导意见(2018 年)》指出,师承教育的科学、合理、有效的落实与发展,对发挥中医药特色优势、加强中医药人才队伍建设、提高我国传统医学向现代化转型与升级、提升中医药学术水平和服务能力都具有举足轻重的重要现实价值。

4. 前期在针灸专业实习生中开展实训教学研究

前期,我们在针灸专业实习生中开展实训教学研究,取得了一定的成果。2016 年至 2019 年,我们研究团队在针灸专业实习生中开展了吹灸疗法、通脉温阳灸的实训教学研究,同时将按摩灸应用于实习生实训,培养针灸专业实习生 120 名,发表教研论文 3 篇,获国家专利 2 项,制定了实习生实训指导手册、通脉温阳灸操作规范(试用)、吹灸疗法操作规范(试用)、按摩灸操作规范(试用)、通脉温阳灸护理要点、吹灸疗法护理要点、按摩灸护理要点,总结了适合灸法实训特点的"互动式体验实训教学法"。角色扮演实训教学,各种实训教学器材准备齐全,吹灸疗法治疗器和通脉温阳灸治疗器在 2016 年首届安徽省高等学校自制实验教学仪器设备展评活动中分别获得二等奖、三等奖,2017 年"周氏梅花针灸"入选安徽省非物质文化遗产名录。

5. 互动式体验实训教学法

互动式体验实训教学法是我们在前期研究中总结出来的一种适合灸法特点的实训教学法。该教学法有两个特点。一是实训教学中师生互动,充分调动学生的积极性、创造性。这种观点与文献报道的一些教学法不谋而合,实训教学"试错法"将一些错误的做法编入教材,让学生去发现、去改正、去思考。二是体验式教学,针灸除了能够临床治疗外,还是保健、治未病的一种方法,针刺在三伏天预防疾病称为"伏针",艾灸在三伏天预防疾病称为"伏灸","若要安,三里常不干"是指古人在足三里穴施行化脓灸以防治疾病。针灸可用于防治疾病是体验式教学的基础,消除了学生"针灸体验实训教学对身体有害"的恐惧。比如"角色扮演实训教学"就是一种体验不同角色的教学过程,学生间相互扮演医生和患者,对"患者"进行模拟诊疗,使学生在模拟实训教学过程中更好地掌握医患沟通技巧和临床技能。

互动式体验实训教学法,分为三个阶段:一是师生互动,调动学生的积极性;二是体验教学,让知识由感性认识到理性认识,再到感性认识;三是见习实习,与临床接轨。

(1)实训步骤

①实训前准备。实训前告知将要实训的内容(灸法、针法及天灸、拔罐等),让学生查阅相关知识文献,熟悉实训内容和步骤。

②运用互动式体验实训教学法,实训教学内容。

③实训角色分工。实训开始前两两分组,一人为医生,另一人为患者,操作完成后两人互换角色,分别体验医师和患者两种角色。

④指导老师通过 PPT 多媒体教学,系统讲解实训内容,演示本法操作步骤。

⑤学生分组练习,分别作为操作者和受术者体验针灸疗法的操作流程。

⑥实训教学之后,学生完成实训报告,积极查阅文献,了解本法的最新研究进展。

⑦实训考核。将考核过程全程拍视频保留,考核后回放、点评、查找实训操作存在的问题,并一一改正。

⑧经考核合格后,方可单独为患者操作治疗。

(2)注意事项

①实训的目的:一是培养学生与患者沟通的技巧,二是培养学生标准化操作的方法。

②实训前修剪指甲,清洗双手,双手要温热。实训过程中,态度要端正、严谨、一丝不苟。

③实训分两个阶段,第一阶段是同学之间互换角色,相互练习,考核合格方可进入第二阶段,即为患者实施治疗。

④实训操作时严格按照操作流程、护理要点执行,这些操作流程是多年实训过程的经验总结。

⑤实训时或为患者治疗时,严密观察受试对象的反应,以防晕灸晕针现象的发生。

⑥实训的最后一个环节,安排学生到专家门诊、教学病房见习、实习,现场观摩。

6. 互动式体验教学法在中医内科学教学中的应用

中医内科是针灸、推拿、儿科、五官科、妇科等各科的基础,难点在于综合分析四诊资料,辨证正确,用药准确,治疗无误。其不但是学生学习的难点,而且是学生毕业多年后从业时仍然面临的难点。我们认为,之所以存在以上问题,主要是因为四诊资料不全,分析不到位,对于中医内科学中所介绍的各证型纵向、横向比较鉴别不清,似是而非,没有重视病因病机在辨证论治中的作用,因此我们提出辨病因、辨病机与辨证相结合。中医内科学是一门综合性课程,集中了中医诊断、中医基础、中药、方剂等多学科的知识,互动式体验教学法是将这些基础课程综合运用的一种教学方法。

互动式体验教学法在中医内科学教学中的应用,以各证型为基础,还原一个患者从发病、临床表现到病情加重的整个过程。学生分组练习,一组"患者",一组"医生",站在不同角度从宏观和微观来体验疾病的本质。

综上所述,针灸推拿专业之外的中医专业学生相较于针灸推拿专业学生,针灸基础相对薄弱,现有的实训教材和方法不能满足其实训需要,同时针灸新技术、名老中医针灸经验也是他们知识体系中需要补充掌握的内容。我们在长期的实训教学中积累了一定的实训经验,总结出了一套切实可行的实训教学法,建立了一支稳定的实训教学团队,能够实现本研究制定的目标。我们将针灸技术互动式体验实训教学法应用到了中医内科学体验教学,我们期待该教学法越来越完善,能够为中医针灸教学尽微薄之力。

第二章　诊疗术实训

第一节　灸感三相诊疗术

【定义】

灸感三相诊疗术是指利用在恒温、持久条件下于压痛穴施灸时出现的气至病所、正邪斗争、灸感消失等 3 个时相特征,进行诊断疾病、判断病情、确定灸量的针灸诊断治疗技术。

作为诊断和治疗的特定压痛穴,可能是十四经穴或远离病变部位的阿是穴,是患者全身病理变化的反映。取其中压痛最明显处施灸,施灸时温度恒定、持续发生感传,灸感第一相气至病所、直达患处,第二相正邪斗争、发挥治疗作用,第三相正胜邪退,灸感消失,或另传他途。

【学习目的】

(1)掌握灸感三相诊疗术的基本操作技术和基本知识。

(2)熟悉灸感三相诊疗术的意义。

【实训方法】

(1)实训前准备。实训前告知将要实训的内容(灸感三相诊疗术),让学生查阅灸感三相诊疗术相关知识文献,熟悉灸感三相诊疗术实训内容和步骤。

(2)运用互动式体验实训教学法,实训灸感三相诊疗术。

(3)实训角色分工。实训开始前两两分组,一人为医生,另一人为患者,操作完成后两人互换角色,分别体验医生和患者两种角色。

(4)指导老师通过 PPT 多媒体教学,系统讲解灸感三相诊疗术,演示本法操作步骤。

(5)学生分组练习,分别作为操作者和受术者体验灸感三相诊疗术的操作流程。

(6)实训教学之后,学生完成实训报告,积极查阅文献,了解本法的最新研究进展。

(7)经考核合格后,方可单独为患者操作治疗。

【要点内容】

1. 器材准备

艾条、温灸器(灸架、吹灸仪、肢体熏灸盒等)、记号笔、镊子或血管钳、火柴或打火机、

75％酒精、酒精灯、弯盘等。

2. 操作步骤

实训分两个阶段:一是实习生实训阶段,二是考核合格后在导师的指导下为患者操作实践阶段。

(1)确定穴位,选择体位。选用压痛最明显的压痛穴施灸。取坐位、仰卧位或俯卧位,以方便取穴、治疗舒适、能够持久治疗为原则,充分暴露待灸部位。

(2)穴位皮肤消毒。使用75％酒精进行穴位常规消毒处理。

(3)点燃艾条施灸,调整温度。将点燃的艾条放入温灸器,固定在压痛穴位置,询问实训者皮肤温度的变化,是否恒温及温度是否合适。

(4)施灸时间。从灸法感传出现到灸感结束作为一次治疗量,持续数十分钟至数小时不等。

(5)操作完成后收拾实验用具,填写实训报告书,总结实训内容。

3. 关键技术

(1)压痛穴的寻找:压痛穴是最易出现灸法感传的条件之一。在多个压痛穴中选择压痛最明显的一处施灸。

(2)温灸器的选择:选择能够持续在压痛穴施灸的温灸器,灸架、吹灸仪是周楣声最早使用且发现灸感三相规律的温灸器,其他能够持续恒温作用在腧穴施灸的温灸器均可选用。熟练掌握温灸器的操作方法,正确使用温灸器。

(3)温度调控:保持恒温施灸是实现灸感三相的条件之一。询问受试者艾热温度的变化,是否恒温,是否过热或温度过低。

(4)观察灸感传导的变化过程:灸感在正常人身上一般以局部温热为主,在患者身上才会发生感传。

(5)确定灸量:从灸法感传的出现到消失为1次艾灸治疗量,一般第一次施灸时灸治时间最长,第二次之后灸治时间逐渐缩短。

4. 注意事项

(1)实训的目的:一是培养学生与患者沟通的技巧,二是培养学生标准化操作的方法。

(2)实训前修剪指甲,清洗双手,双手要温热。实训过程中,态度要端正、严谨、一丝不苟。

(3)实训分两个阶段,第一阶段是同学之间互换角色,相互练习,考核合格方可进入第二阶段为患者实施治疗。

(4)实训操作时严格按照操作流程、护理要点执行,这些操作流程是多年实训过程的经验总结。

(5)实训时或为患者治疗时,严密观察受试对象的反应,以防止晕灸现象的发生。

(6)每次选穴施灸1～2穴,施灸时间1～2小时,具体以灸感出现到自然结束为准。

5. 操作误区及分析

（1）艾热温度控制不佳，温度过高或过低不易发生感传。

（2）治疗时间不够。从灸感的出现到自然结束为一次治疗量，灸感未完成而中途停灸可影响疗效。

（3）施灸位置变动，可影响灸感和疗效。压痛穴是灸感发生的最佳位置，如果患者体位变动、治疗压痛穴位置偏离可能会导致灸感不会出现，因此需时刻询问患者灸感变化情况，调整施灸位置，维持灸感的正常传导。

【操作流程】

在使用过程中，我院护理专家初步制订了灸感三相诊疗术护理技术的护理操作流程、护理操作规范（试行）以及注意事项。

【知识点】

周楣声在70年的行医生涯中，逐渐摸索出一整套行之有效的针灸诊断治疗方法和技术。我们将周楣声针灸诊断治疗的方法系统化，概括为三种诊疗术，除了可应用于灸法外，亦可应用于针刺、放血、拔罐、埋线等治疗。

1. 灸法感传现象

古今医家以灸感"气至"为灸法"温通"的有效标志。灸与针刺一样，"气至而有效，气不至则不效"。"气至病所"的感传作用，是针灸疏通经络的作用机制。周楣声教授在20世纪50年代使用灸架和吹灸仪灸治时发现灸法感传现象，总结了灸法灸感三相感传规律。

艾灸在施灸部位（气至病所），具有疏通气血的效应特征。《灵枢·刺节真邪》中曰："火气已通，血脉乃行。""火气"是古人对灸感的描述，"火气已通"表明艾灸的温通作用，而灸感"气至"是艾灸温通效应的感知标志。《医宗金鉴》中明确提到"凡灸诸病，必火足气到始能愈"，亦指施灸量达到出现灸感或传导现象。

灸法感传的条件：艾热治疗位置稳定，作用集中，热力均衡，时间持久，始终作用于一点，局部力量蓄积到一定程度时，艾灸治疗的感应即可离开灸处，向病处及远方扩散，而且治疗效果比传统灸法显著。

灸感三相：在采用特定的灸疗作用方式（当时周楣声采用灸架和吹灸仪施灸）和作用量的影响下，人体在不同治疗时间所发生的三个主要反应过程。

2. 灸感三相可判断疾病的预后

患者病程短、症状鲜明，则与之相应的压痛穴愈多，感传现象愈易出现。故感传良好、反应明显的病例则预后良好。随着病情好转与恢复，各种感应逐步减弱与不复发生。随着病势恶化和加重，而感传与各种反应逐步迟钝以致不复出现，这常是预后不良的象征。因此，通过灸感反应及灸感消长情况，可判断疾病的好转与是否恶化。

3. 灸感三相可用来判断灸量

根据感传第二相感应时间的长短,灸疗的作用量就可以从客观上找出依据,从而提高灸效。灸感到达病处后发生治疗效应,产生各种灸感现象,能为患者所感知,感应从患处边缘到达患处中心,再逐渐向四周扩散,最后到达整个患处,感应强弱仍以中心最为强烈,出现发热、发凉、盘旋、蚁行、芒刺及压重等感觉。如脓肿病变有时可感知气体或脓汁往外流,患处的热感可较灸处的热感明显。感应的轻重强弱及时间长短与病情的轻重缓急大致可成正比,病情重则感应快而强,时间也长,感应最后消失之处常是患处的中心部位。此期开始不久和达到顶峰时,患者的自觉症状和他觉症状逐步减轻,如产生舒适感,疼痛大减或停止,体温下降,咳喘平静等。从灸感出现到灸感消失,作为一次艾灸治疗量,首次治疗时间较长,以后每一次治疗时间较上次有所减少。

4. 灸感三相的诊断治疗价值

(1)灸感三相的诊断价值:第一相,定向传导期,灸感向患处移行,具有一定的诊断价值。

①气至病所,灸感在病变处停留,为进一步诊断提供方向。感传第一相是以病患所在部位为其投射目标和行进的终点,若灸感直达他处,提示病变另有原因,因此为临床诊断提供了方向。

②根据感传的受阻情况,可以发现潜伏的病变。"肚腹三里留",上腹疼痛的患者在足三里穴进行灸治,当感传进入下腹后,迟滞不前或终不上达,而下腹反应明显,提示感传中途受到另一病理改变所阻断。下腹的病理改变尚未产生自觉症状,或症状轻微尚未引起重视,必须跟踪检查,查明导致下腹感传阻断的病因。

(2)灸感三相的治疗价值:灸感第一相为定向传导期,第二相为作用发挥期,气至病所,正邪斗争,发挥治疗作用。对于急性病,特别是炎症性疾病的效果具有较高的治疗价值,打破了"急性病宜用药物,慢性病宜用针灸,实证体强者宜用针,虚证体弱者宜用灸"的陈腐观念。

①根据五味与五脏的对应关系(表1),从脏腑辨病入手治疗五味异常的疾病,同时研证了中医五行理论。酸、苦、甘、辛、咸五味与脏腑肝(胆)、心(小肠)、脾(胃)、肺(大肠)、肾(膀胱)有对应关系,为五脏所主。取穴原则:在相应脏腑的俞募穴、五输穴、原穴按压,寻找压痛穴并进行灸治。

表1　灸感与脏腑、五味、五液对应关系

脏腑	心、小肠	肝、胆	脾、胃	肺、大肠	肾、膀胱
五行	火	木	土	金	水
五味	苦	酸	甘(淡)	辛	咸
灸感直达	内关,灸感直达心前区	阳陵泉,感传进入右上腹胆囊点	口甘取阴陵泉、地机、商丘,感传全部进入脾区。口淡取足三里穴,灸感直达胃	尺泽或阴陵泉,灸感直达胸肺部	口咸取太溪,灸感至肾区

②根据五脏对应五液，从脏腑辨病入手治疗五液异常的疾病，心主汗与汗为心液的验证。《灵枢·九针论》曰："心主汗，肝主泣，肺主涕，肾主唾，脾主涎，此五液所出也。"《素问·宣明五气》曰："五脏化液，心为汗，肺为涕，肝为泪，脾为涎，肾为唾。"周楣声治疗肺结核所致的盗汗病案，以手太阴本经治疗盗汗的效穴阴郄为主穴，灸感先是直达心脏，其次是患者肺部有温热感。

③灸感第三相，一穴治数病。当身体有两处或多处性质相同或不同的病变同时存在，或是同一种疾病双侧受累时，则感传可以先达到较强的处所，使前一患处感应完毕，再向后一患处移行，使两种或两处病变先后连贯地各自发生一次感应过程。或者感应在两处、三处疾病之间来回往返，达到一穴治疗数病的效果。

5. 灸感三相证明了"通则不病，病则不通"的发病观

周楣声认为，通者洞达也，畅顺也，开彻也，不滞也，得其理也，无所不流也。万事万物以通为顺，疾病虽有万殊，而不通之害则一也。治病手段虽有万端，莫不是助其通也。理论人形，玄府不通，则发热喘渴；仓廪不通，则痞满梗塞；九窍不通，则耳不能听，目不能视，鼻不知香臭，口不知五味，血脉之气，不得其流，则生机停息，轻则病，重则死。

灸感气至病所，与患处发生反应，感应消失则病患解除，穴病之间有着因果联系，故周楣声认为百病皆生于不通，而通能治百病，从而提出"通则不病，病则不通"的疾病发生观点。

6. 穴位的选择

触摸按压，酸痛定穴：压痛穴不同于阿是穴，以压痛反应为阳性反应点，是全身病理变化在体表的呈现，是灸感较容易发生的部位，其位置可能是经穴、奇穴，也可能在非经非穴的位置出现。《行针总要歌》曰："人身寸寸皆是穴。"现代《新针灸治疗学》说："周身到处皆是穴，幸勿局限十四经。"奇经八脉及十二正经是体表循行较大的经脉，其络脉、皮部遍布体表各处，无处不在，非经非穴是奇经与正经主干之外的皮部、络脉分布的治疗处所，仍与经络系统不可分割。

第二节　压痛穴诊疗术

【定义】

压痛穴是根据患者病情，医生触压患者特定部位，患者自觉按压部位疼痛、酸胀或舒适，是全身病理变化的反应，不同于阿是穴，具有整体调节的作用，更易出现灸法感传，治疗效果优异。脊柱及两侧的督脉区、夹脊穴、膀胱经穴是常用的压痛穴取穴部位，临床上局部阿是穴与远部压痛穴常相互配合应用。压痛穴是患者体内病理变化的反映，可用以诊断疾病，同时也是艾灸或针刺、拔罐等治疗的部位。利用压痛穴诊断和治疗疾病的方法、技术称为压痛穴诊疗术。

【学习目的】

(1)掌握压痛穴诊疗术的基本操作技术和基本知识。

(2)熟悉压痛穴诊疗术的意义。

【实训方法】

(1)实训前准备。实训前告知将要实训的内容(压痛穴诊疗术),让学生查阅压痛穴相关知识文献,熟悉压痛穴诊疗术实训内容和步骤。

(2)运用互动式体验实训教学法,实训压痛穴诊疗术。

(3)实训角色分工。实训开始前两两分组,一人为"医生",另一人为"患者",操作完成后两人互换角色,分别体验医生和患者两种角色。

(4)指导老师通过 PPT 多媒体教学,系统讲解压痛穴诊疗术,演示本法操作步骤。

(5)学生分组练习,分别作为操作者和受术者体验压痛穴诊疗术的操作流程。

(6)实训教学之后,学生完成实训报告,积极查阅文献,了解本法的最新研究进展。

(7)经考核合格后,方可单独为患者操作治疗。

【要点内容】

1. 器材准备

艾条,温灸器(灸架、吹灸仪、肢体熏灸盒等),记号笔,镊子或血管钳,火柴或打火机,75%酒精,酒精灯,水,弯盘等。实训手册。

2. 操作步骤

实训分两个阶段:一是实习生实训阶段,二是考核合格后在导师的指导下为患者操作实践。

(1)确定穴位,选择体位。取坐位、仰卧位或俯卧位,以方便取穴、治疗舒适、能够持久治疗为原则,充分暴露待灸部位。

(2)压痛穴探查方法,督脉及两侧压痛穴探查法:患者俯卧位,暴露背、腰部,肌肉关节放松,上肢外展使肩胛骨分开。

首先,目测皮肤变形变色之处,即直接用手指尖按压,常可一触即得,记号笔标记。

其次,常规检查方法:①按压浅表反应。用大拇指第一节指腹先沿脊柱正中,再沿脊柱两侧,自上而下平缓滑动按压一次。用力徐缓均匀,以便发现浅表的反应。②按压深部反应。自下而上细心推压一次,用力稍重,以便发现皮下组织及肌肉部分的反应。

按压时注意事项:切忌指头跳跃前进。只要上下来回一次即可,按压次数太多、患者易疲劳,反而不易发现阳性反应。用力适当,先浅按,再深压,避免假阳性及遗漏,发现反应点应及时做出标记,如属对称经穴,两侧应同时探索。

(3)压痛穴施灸体位。受试者取坐位或俯卧位,以方便取穴、治疗舒适、能够持久治疗为原则,充分暴露待灸部位。

（4）穴位皮肤消毒。使用75％酒精进行穴位常规消毒处理。

（5）点燃艾条施灸,调整艾热温度。将点燃的艾条放入温灸器,固定在压痛穴位置,询问实训者皮肤温度的变化,是否恒温及温度是否合适。

（6）操作完成后收拾实验用具,填写实训报告书,总结实训内容。

3. 关键技术

（1）压痛穴的寻找:如果有多个压痛穴,分别用记号笔做标记,在压痛最明显处施灸。

（2）温灸器的选择:熟悉温灸器操作方法,正确使用温灸器。

（3）温度调控:询问受术者艾热温度的变化,是否恒温,是否过热或温度过低。

（4）观察灸感传导的变化过程:灸感在正常人身上一般以局部温热为主,在患者身上才会发生感传。

4. 注意事项

（1）实训的目的:一是培养学生与患者沟通的技巧,二是培养学生标准化操作的方法。

（2）实训前修剪指甲,清洗双手,双手要温热。实训过程中,态度要端正、严谨、一丝不苟。

（3）实训分两个阶段,第一阶段是同学之间互换角色,相互练习,考核合格方可进入第二阶段为患者实施治疗。

（4）实训操作时严格按照操作流程、护理要点执行,这些操作流程是多年实训的经验总结。

（5）实训时或为患者治疗时,严密观察受试对象的反应,以防止晕灸现象的发生。

（6）每次选穴施灸 1～2 穴,施灸时间以灸感的出现到自然结束为准。

（7）寻找压痛穴时,患者不应暴露时间过长,按压次数不宜过多。

5. 操作误区及分析

（1）艾灸温度控制不佳,温度过热、过冷不易发生感传。

（2）治疗时间不够。从灸感的出现到自然结束为一次治疗量,灸感未完成而中途停灸可影响疗效。

（3）施灸位置变动,影响灸感和疗效。压痛穴是灸感发生的最佳位置,如果患者体位变动、治疗压痛穴位置偏离,可能会导致灸感不会出现,因此需时刻询问患者灸感变化情况,调整施灸位置,维持灸感的正常传导。

【操作流程】

在使用过程中,我院护理专家初步制订了压痛穴诊疗术护理技术的护理操作流程、护理操作规范（试行）以及注意事项。

【知识点】

1. 压痛穴的文献记载

压痛穴在古代文献已有记载,但未形成系统的方法,如《素问·缪刺论》曰:"邪客于臂掌之间,不可得屈,刺其踝后,先以指按压之,痛,乃刺之。"《灵枢·五邪》曰:"邪在肺,则病皮肤痛,寒热上气,喘,汗出,咳动肩背,取之膺中外腧,背三节五节之旁,以手疾按之,快然乃刺之。"南宋《针灸资生经》对压痛穴的应用尤为重视,称之为"病体最觉酸痛处"。周楣声认为,压痛穴不同于阿是穴,阿是穴是患病部位所出现的压痛点,是局部的病理体征,也就是直取病处的取穴法;而压痛穴可出现在远离病处的他经他穴与非经非穴的许多部位,是全身的病理反应,是远离病处的取穴法。

2. 压痛穴的存在形式

压痛穴存在形式多样:一是患者无自觉疼痛,检查者按压时自觉局部疼痛明显;二是患者自觉局部疼痛,按压时自觉疼痛、酸楚、麻木,或疼痛减轻而舒适。

穴位压痛的强弱、大小、多少、深浅与病情的轻重有着密切的关系。疾病越重,则压痛穴越多、越大、越浅;疾病越轻,则压痛穴越少、越小、越深。

3. 压痛穴诊断价值

(1)压痛辨证。五脏六腑的俞募穴及其附近的压痛反应,大体上与所属的病变相当,比如胆囊炎多在右胁下缘出现压痛,阑尾炎的压痛出现在右下腹背面的阑俞。症者佐证也,故压痛反应自然也是病理的佐证与针灸辨证的特有体系之一。

(2)判断病情。压痛穴的有无和轻重可以帮助判断病情轻重和是否好转。疾病痊愈后压痛穴随之消失;而症状消失,压痛穴仍存在者则有复发的可能。

4. 压痛穴寻找手法

一是目测法。观察局部皮肤颜色及形状,再用手指指尖轻轻按压,在阳性反应点做标记。

二是深浅触压法。寻找浅表的反应。用大拇指第一节指腹沿经脉循行线自上而下平缓滑动按压一次。用力徐缓均匀,切忌指头跳跃前进。寻找皮下组织及肌肉部分的反应。自下而上再细心推压一次,用力稍重。

注意事项:按压时只要上下来回一次即可。用力适当,先浅按,再深压,避免假阳性及遗漏,发现反应点应及时做出标记,如属对称经穴,两侧应同时探索。

5. 压痛穴与阿是穴区别

压痛穴与阿是穴均以能出现压痛反应为特征。阿是穴古人又称为天应穴或不定穴。所谓天应,是自然出现的;不定,是指并无固定的经络体系与位置。如果两者同有压痛反应,且以天应与不定命名,也可以说阿是穴与压痛穴无所区分。

所谓阿是,即在患病的部位出现压痛点,常是病变的中心位置。《金针梅花诗钞》曰:"穴为天应病为腧,扪按探寻穴不拘。有痛自能呼阿是,持针散刺自然苏。"注曰:"《入门》云:散刺者,散针也。因杂病而散用其穴,随病之所刺而针之,初不拘经穴,扪按有得,患

11

者常自称阿是,即据以入针,故亦名不定穴。亦即《内经》以痛为腧之遗意也。"因此阿是穴是局部的病理体征,也就是直取病处之取穴法。

而压痛穴则不然,可称之为不定穴与天应穴。它能出现在远离病灶的许多部位。内脏有病可以出现在体表,头面有病可以出现在手足,手足有病可出现在背腰。因此它是全身的病理反应,也是远离病处的取穴法。

远距离压痛穴具有调整人体整体的作用,且容易出现感传,因而其效果也极为优异。而以痛为腧的取穴法,其作用仅局限于局部,当然不会出现感传,因而其效果次于远距离反应穴。由此可见远取与近取,局部与整体,感传作用之有无,效果之大小,是区分压痛穴与阿是穴的关键。两者的区别和联系见表2。

表2　阿是穴与压痛穴的区别和联系

穴位		阿是穴	压痛穴
相同点		两者均以压痛反应部位为阳性反应点	
不同点	部位	出现在患病部位,是病变的中心	出现在远离病灶处
	病理机制	局部的病理体征,是直取病处之取穴法	全身的病理反应,也是远离病处的取穴法

第三节　阳光普照区诊疗术

【定义】

全身许多疾病在第3—8胸椎之间及其两侧的区域都可出现反应,在这一区域采取灸法治疗,疗效显著而迅速,因而称这一区域为"阳光普照区"。而在此区域采用艾灸、针刺、拔罐、刺血等治疗疾病的方法,称为"阳光普照法"。在后背第3—8胸椎棘突阳光普照区进行诊断和治疗疾病的方法技术,称为阳光普照区诊疗术。

【学习目的】

(1)掌握阳光普照区诊疗术的基本操作技术和基本知识。
(2)熟悉阳光普照区诊疗术的意义。

【实训方法】

(1)实训前准备。实训前告知将要实训的内容(阳光普照区诊疗术),让学生查阅阳光普照区相关知识文献,熟悉阳光普照区诊疗术实训内容和步骤。

(2)运用互动式体验实训教学法,实训阳光普照区诊疗术。

(3)实训角色分工。实训开始前两两分组,一人为"医生",另一人为"患者",操作完成后两人互换角色,分别体验医生和患者两种角色。

(4)指导老师通过PPT多媒体教学,系统讲解阳光普照区诊疗术,演示本法操作步骤。

(5)学生分组练习,分别作为操作者和受术者体验阳光普照区诊疗术的操作流程。

(6)实训教学之后,学生完成实训报告,积极查阅文献,了解本法的最新研究进展。

(7)经考核合格后,方可单独为患者操作治疗。

【要点内容】

1. 器材准备

艾条、温灸器(灸架、吹灸仪、肢体熏灸盒等)、记号笔、镊子或血管钳、火柴或打火机、75%酒精、酒精灯、水、弯盘等。

2. 操作步骤

实训分两个阶段:一是实习生实训阶段,二是考核合格后在导师的指导下为患者操作实践。

(1)确定穴位,选择体位。取坐位、仰卧位或俯卧位,以取穴方便、治疗舒适、能够持久治疗为原则,充分暴露待灸部位。

(2)背部压痛穴探查法。令患者暴露背部,双手交叉抱肩,身体略向前倾,使肩胛骨展开。阳光普照区是指第3—8胸椎之间的肩胛区域。

首先,目测观察法:目测阳光普照区皮肤的变形变色之处,即直接用手指指尖按压,常可一触即得。

其次,在阳光普照区进行三指推按法:示指、中指、无名指三指自然分开,中指放在脊柱正中棘突上,其余两指放在两侧棘突的外侧凹陷处,从大椎开始向腰椎方向平缓滑动推按1次,用力徐缓均匀,切忌指头跳跃前进,以便发现浅表的反应。以同样方法从第8胸椎棘突自下而上向颈椎方向细心推压1次,用力稍重,以便发现皮下组织及肌肉部分的反应。

发现反应点应及时做出标记。

(3)穴位皮肤消毒。使用75%酒精进行穴位常规消毒处理。

(4)点燃艾条施灸,调整艾热温度。将点燃的艾条放入温灸器,固定在压痛穴位置,询问实训者皮肤温度的变化,是否恒温及温度是否合适。

(5)操作完成后收拾实验用具,填写实训报告书,总结实训内容。

3. 关键技术

(1)压痛穴的寻找:如果有多个压痛穴,分别用记号笔标记,在压痛最明显处施灸。望诊发现的皮肤颜色、形态、温度改变亦是压痛穴范畴。

(2)温灸器的选择:熟悉温灸器操作方法,正确使用温灸器。

(3)温度调控:询问受试者艾热温度的变化,是否恒温,是否过热或是否温度过低。

(4)观察灸感传导的变化过程:灸感在正常人身上一般以局部温热为主,在患者身上才会发生感传。

4. 注意事项

(1)实训的目的:一是培养学生与患者沟通的技巧,二是培养学生标准化操作的方法。

(2)实训前修剪指甲,清洗双手,双手要温热。实训过程中,态度要端正、严谨、一丝不苟。

(3)实训分两个阶段,第一阶段是同学之间互换角色,相互练习,考核合格方可进入第二阶段为患者实施治疗。

(4)实训操作时严格按照操作流程、护理要点执行,这些操作流程是多年实训的经验总结。

(5)实训时或为患者治疗时,严密观察受试对象的反应,以防止晕灸现象的发生。

(6)每次选穴施灸1～2穴,施灸时间以灸感的出现到自然结束为准。

(7)寻找压痛穴时,患者不应暴露时间过长。只要上下来回按压1次即可,按压次数太多反而不易发现阳性反应。用力适当,先浅按,再深压,避免出现假阳性及遗漏。

(8)阳性反应点,不只是压痛穴,其他皮肤颜色、形态、温度、电阻、自觉奇痒或酸胀、按压后自觉局部舒适等反应均是阳性反应点。

5. 操作误区及分析

(1)艾热温度控制不佳,温度过热、过冷不易发生感传。

(2)治疗时间不够。从灸感的出现到自然结束为一次治疗量,灸感未完成而中途停灸可影响疗效。

(3)施灸位置变动,可影响灸感和疗效。压痛穴是灸感发生的最佳位置,如果患者体位变动、治疗压痛穴位置偏离可能会导致灸感不会出现,因此需时刻询问患者灸感变化情况,调整施灸位置,维持灸感的正常传导。

【操作流程】

在使用过程中,我院护理专家初步制订了阳光普照区诊疗术护理技术的护理操作流程、护理操作规范(试行)以及注意事项。

【知识点】

1. 阳光普照区理论基础

上焦心肺居胸中,三焦为六腑之一,居躯干的上部,相比中下焦为阳,肺为五脏之华盖,心脏为阳中之阳。上焦心肺所在的躯干古人有专门的名称,前胸部称为膺,两侧腋下至肋骨尽处称为胁,后背包括正中的脊柱区和肩胛区。

胸背体表自身又分阴阳,任脉行前胸正中,为阴经;督脉行后背正中,为阳经。中医认为,腹为阴,背为阳,心为阳中之太阳,位于心脏后方。古人历来重视后背肩胛区的诊断治疗价值,如四花、八华、骑竹马、灸痨、灸喘、灸胃等穴,有名的灸法都集中在此区域。周楣声则认为,在后背肩胛区第3—8胸椎之间的位置称为阳光普照区,此区域的阳性反应点是诊断、治疗全身疾病的有效区域。

2. 阳光普照区诊断价值

疾病在阳光普照区出现的反应形式多种多样,有皮肤颜色与形态的改变,如红点、黑点、结节、水泡等,也有自觉痛与压痛等,其中以压痛穴的形式最多见。

(1)阳光普照区皮肤改变:

①小红点或火红色斑块。一般见于多种热性传染病及化脓性感染。形状大小不一,小如针尖,大如绿豆,颜色鲜红,也有淡红或紫红,按之不褪色,边缘多清楚,可略高于皮肤。

②小黑点或黑色斑块。与普通痣瘊不一样,凸出于皮肤之上者少见,多是表皮平面显露出一个小黑点,中心略高或凹陷,用针可挑出,宛如植入皮肤的异物。胃溃疡患者多见。

③皮下块状或条状小结节。局部皮肤增厚,皮下组织较硬,并有结节状硬结,按之疼痛。常出现于背部及头颈部皮肤。

④皮下气泡。以脊柱两侧多见,可为圆形、椭圆形或长形,用手轻轻按摩犹如海绵,并有气泡样声响。

⑤局部皮肤紧张、增厚、发硬或柔软松弛、下陷、落屑,或温度、电阻降低。皮肤变形变色及温度、电阻改变均系皮肤与体内某种病变存在着互相感应的关系。

(2)皮肤感觉变化及触压觉异常:局部皮肤过敏或迟钝,如某一区区域内皮肤虽轻微刺痛,如按触及抚摸常引起疼痛、奇痒或酸胀等反应,或是加大刺激,也不发生反应。如对之行针灸治疗则改善局部症状,也可作用于远处部位的病理变化。

3. 阳光普照区的治疗价值

压痛穴的出现有一定规律,大多以病侧为多见,即病在身之左,压痛穴则出现在背之左;病在身之右,压痛穴则出现在背之右。病在上压痛穴则多在病上方,病在下压痛穴则多在下方,如左右不分者则多在正中或邻近椎旁。当反应穴找出后,可选择不同的治疗方法,如灸法、针刺、拔罐、挑刺、埋藏贴药等,而以灸法效果最好。

4. 温和灸阳光普照区治疗常年性过敏性鼻炎

方法:阳光普照法选穴是我国著名针灸学家周楣声先生总结的一种取穴方法。阳光普照区是指采用该方法选取的身体反应穴。当有几个反应穴同时被检查出时,此时以取强者优先。在标记好的阳光普照区采用温和灸治疗。温和灸使用纯艾条,手持点燃的艾条,对准标记区,距离以患者能耐受且感舒适为宜,每次艾灸 30 分钟,每日 1 次,5 天为 1 个疗程,1 个疗程结束后停灸 2 天,连续治疗 3 个疗程。

疗效:有效率 95.45%。

三种诊疗术的区别和联系见表 3。

表 3 三种诊疗术的区别和联系

诊疗术		灸感三相诊疗术	压痛穴诊疗术	阳光普照区诊疗术
共同点		医生检查发现的压痛穴反应是三种最常见的诊断治疗形式		
不同点	部位	全身各处的体表的阳性反应处。督脉及两侧的华佗夹脊穴区域出现的压痛反应最常见	远离病变部位的压痛穴。可能出现在十四经穴的部位,也可能出现在经穴之外的其他地方	胸椎第3—8之间的肩胛区
	诊断价值	灸感直达病所,灸处与病变之处存在内在的病理联系	压痛穴是全身病理变化在远离病变之处体表的阳性反映	阳光普照区的压痛反应、皮肤颜色和形态变化,是全身病理变化的外在反应形式
	治疗价值	每次施灸时灸感的出现与消失作为一次灸量的判断。灸感也是正邪斗争的反映	压痛穴是全身病理变化的反映,也是远离病变之处取穴治疗的部位	阳光普照区的压痛反应、皮肤颜色和形态变化即针灸治疗的部位
	判断病情	灸感的存在与消失,预示着病情的加重与好转	压痛程度重,范围广则病情重,反之则病轻。压痛消失则病愈,压痛存在则病未愈或有复发的可能	阳光普照区的压痛反应、皮肤颜色和形态的改变与病情轻重和预后息息相关

参 考 文 献

[1] 贺成功. 周氏梅花针灸学术思想[N]. 中国中医药报,2018-05-21(4).

[2] 贺成功,龙红慧,蔡圣朝,等. 周楣声教授灸法治疗经验[J]. 中医外治杂志,2013,22(4):3-5.

[3] 程志昆,张健,钱明华,等. 温和灸"阳光普照"区治疗常年性过敏性鼻炎[J]. 中医学报,2019,33(11):2263-2266.

第三章 灸法实训

第一节 吹灸疗法

【定义】

吹灸疗法又称喷灸,是指借助吹灸仪施灸、具有温泻作用的温灸器灸法。

【学习目的】

掌握吹灸疗法的基本操作技术和基本知识。

【实训方法】

(1)运用互动式体验实训教学法,实训吹灸疗法。

(2)指导老师通过 PPT 多媒体教学,系统讲解吹灸疗法,演示本法操作步骤。

(3)学生分组练习,分别作为操作者和受术者体验吹灸的保健治疗作用。

(4)实训教学之后,学生完成实训报告,积极查阅文献,了解本法的最新研究进展。

(5)经考核合格后,方可单独为患者操作治疗。

【要点内容】

1. 术前准备

(1)施灸前准备:治疗前检查台式吹灸仪、手持式吹灸仪的治疗头是否已清洁,电线是否有裸露、破皮。

(2)穴位选择与定位:选取体表腧穴或腔道为施灸部位。

(3)体位选择:治疗时患者取坐位或卧位,全身放松,暴露治疗部位。

(4)其他辅助用品:吹灸仪、打火机、镊子、酒精棉球、无菌纱布、消毒弯盘、酒精灯、垃圾缸。

(5)患者准备:实施吹灸疗法前应全面了解患者情况,加强与患者的交流,消除其对疗法的恐惧感,使其缓解紧张情绪,嘱患者适当饮水,饭后半小时排空大小便。

(6)环境要求:环境卫生要求应符合 GB 15982—2012 的规定,保持环境安静、清洁卫生、温度适宜,具备排风设备。

2. 操作步骤

患者取坐位或卧位,全身放松,暴露治疗部位。

（1）取穴：取体表腧穴或腔道为施灸部位。

（2）消毒：以酒精棉球沿施术部位自上而下常规消毒3遍。

（3）点燃艾条段：点燃艾条段，充分燃烧，放入吹灸仪治疗头内，打开风扇吹风。

（4）调整治疗部位：调整吹灸仪出口高度，对准穴位或外耳道口。

（5）清洁灸处：关闭吹灸仪，然后用无菌纱布轻轻擦干净灸后皮肤。

（6）灸后处理：灸后皮肤出现红晕是正常现象。若艾火热力过强，施灸过重，皮肤易发生水泡。小水泡无须处理。如果水泡较大，以酒精棉球自上而下进行常规消毒3遍，用一次性无菌针头沿水泡下缘平刺，泡液自然流出，再以消毒干棉球按压干净即可。

3. 关键技术

（1）吹灸仪的使用：使用前的安全检查，使用中的安全操作治疗，使用后治疗头的清洁。

（2）吹灸温度的调控：根据患者的感受及治疗处皮肤的反应变化调整灸温。

（3）艾条的燃烧：艾条段燃烧充分之后再放入吹灸仪治疗头，否则容易熄灭。

4. 注意事项

（1）患者在大汗后、劳累后、精神紧张或饥饿时不宜进行该疗法治疗。

（2）治疗期间要密切注意患者，防止患者因活动发生烧烫伤。

（3）治疗室内应有排烟设备，以及时排烟或通风。

（4）治疗结束后，嘱患者休息5～10分钟再离开诊室，避免晕灸。

（5）注意晕灸的发生，如发生晕灸现象应及时处理。应立即停止施灸，让患者平卧于空气流通处，松开领口，给予温白糖水（糖尿病患者慎用）或温开水，闭目休息即可。对于猝倒神昏者，可以针刺水沟、十宣、百会、合谷、内关、太冲、涌泉等穴以急救。

（6）嘱患者灸后注意保暖，适当休息，避免熬夜。

（7）清淡饮食，避免寒凉、肥甘之品及酒类，以免影响疗效。

（8）询问志愿受试者感受，艾热是否均匀，以便及时调整距离；观察志愿受试患者的反应，是否有晕灸；观察艾条燃烧情况，以便及时更换艾条，使热力持续、恒定。

【临床应用】

吹灸疗法是一种具有温泻作用的温灸器灸法。根据治疗部位的特点，常用的有穴位灸、循经灸、面灸三种方法。

（1）穴位灸：由于穴位是一个点，又称点灸，以十四经穴、奇穴、压痛穴等腧穴为施灸治疗部位，发挥各种腧穴的治疗作用，临床最为常用。

（2）循经灸：在体表的经络循行线进行施灸，由于经络在体表呈线状分布，又称线灸。根据经脉气血循行方向，逆经灸、顺经灸，逆经灸为泻，顺经灸为补。

（3）面灸：使用较大口径的治疗管，将艾热吹灸在一个较大面上的部位，又称面灸。

【操作流程】

吹灸疗法作为一种温灸器灸法，临床医师可以应用，临床护理也可使用，我院护理专家制作了护理操作的流程图,供护士操作使用。

【知识点】

1. 吹灸疗法源流

从古今文献记载可知,吹灸疗法及器械变革经历了3个阶段。

第一阶段:2 000年来用嘴吹气操作是其特点。

吹灸疗法具有2 000多年的历史,其操作方法最早见于《黄帝内经》。《灵枢·背腧第五十一》记载了"火泻"的操作治疗方法:"以火泻者,疾吹其火,传其艾,须其火灭也。"可以看出当时是用嘴吹气加速艾燃烧的操作方法。唐代孙思邈及明代张介宾、杨继洲等医家在操作方法上有继承和创新。《针灸大成》认为吹灸具有开穴的泻法作用:"以火泻者,速吹其火,开其穴也。"《类经图翼》则记载了吹灸疗法、化脓灸的操作方法:"用火泻者可吹其火,传其艾,易于迅速,待灸疮溃发,然复贴膏。"

第二阶段:周楣声喷灸仪的发明,代表吹灸疗法的操作由嘴吹气进入温灸器操作。

周楣声所著灸法专著《灸绳》1958年动笔,曾作为全国灸法讲习班教材,数易其稿,历时40年方出版。20世纪50年代,当时灸法种类很少,现有的施灸方法不能像针刺一样作用于穴位上的一个点,加之以嘴吹气的施灸方法难以持久,周楣声经多年反复试验发明了艾电联合喷灸仪,以四种不同中药配方为灸材,加热后作用于治疗部位。

第三阶段:艾条吹灸仪的发明丰富了吹灸疗法的内容。

《灸绳》最早介绍了吹灸疗法和喷灸仪的制作过程,但是在当地药店买不到该器械。贺成功先是通过电吹风加热中药包的方法为患者治疗,但是中药粉和中药的味道飘散得到处都是,此法不通;又着手研制了艾条吹灸仪,根据用法分为台式吹灸仪、支架式吹灸仪和手持式吹灸仪,可以在穴位、经络体表循行线和一个治疗面施灸。

2. 吹灸仪施灸方法及适应证

喷灸仪以药饼为灸材,喷灸仪为施灸工具,治疗内、外、妇科等各科疾病,既可以在腔道施灸,也可在病变局部和穴位施灸。四类药饼配方主治的四大类疾病为:Ⅰ号药饼治疗陈年痹证,Ⅱ号药饼治疗各种痞块、瘰疬阴疽、恶疮瘘孔,Ⅲ号药饼治疗寒痰久喘、心腹冷痛、吞酸反胃等症,Ⅳ号药饼治疗心阳不振、下元亏损所致的易劳多汗、腰腿乏力、遗精早泄、阳痿诸症。

艾条吹灸仪以艾条段为灸材,可以在穴位、经络体表循行线、治疗面进行施灸。在体表循行线施灸又分顺经灸、逆经灸。根据治疗目的,既可以在施灸部位行非化脓灸,也可行起泡、化脓的化脓灸。艾条吹灸仪使用艾条(清艾条或药艾条)作为热源,具有"火泻"和"火补"作用。根据"以火补者,毋吹其火,须自灭也;以火泻者,疾吹其火,传其艾,须其火灭也",皮肤上铺一衬垫进行施灸具有"火补"作用,皮肤上不铺衬垫直接进行施灸具有"火泻"作用。

第二节　通脉温阳灸

【定义】

通脉温阳灸是指借助通脉温阳灸治疗器、通脉温阳灸聚烟罩、通脉温阳灸排烟系统，于督脉脊柱段施以隔物铺灸，是通过综合经络、腧穴、药物、艾灸的共同作用来防治疾病的一种中医外治疗法。

【学习目的】

掌握通脉温阳灸的基本操作技术和基本知识。

【实训方法】

(1)运用互动式体验实训教学法，实训通脉温阳灸疗法。

(2)指导老师通过 PPT 多媒体教学，系统讲解通脉温阳灸疗法，演示本法操作步骤。

(3)学生分组练习，分别作为操作者和受术者体验通脉温阳灸的保健治疗作用。

(4)实训教学之后，学生完成实训报告，积极查阅文献，了解本法的最新研究进展。

(5)经考核合格后，方可单独为患者操作治疗。

【要点内容】

1. 术前准备

(1)术前检查：通脉温阳灸治疗器、通脉温阳灸聚烟罩、通脉温阳灸排烟系统的常规安全检查。

(2)施灸前准备：艾绒及姜泥的制备，选用精细柔软纯净的艾绒 200 g，并将 1500 g 左右新鲜生姜去皮制备成黄豆大小的姜粒。

(3)穴位选择与定位：选取督脉的大椎穴至腰俞穴为施灸部位。

(4)体位选择：治疗时患者取俯卧位，全身放松，暴露治疗部位。

(5)其他辅助用品：通脉温阳灸治疗器、打火机、镊子、酒精棉球、无菌纱布、通脉温阳灸粉、消毒弯盘、酒精灯、垃圾缸。

(6)患者准备：嘱患者缓解紧张情绪，适当饮水，饭后半小时排空大小便。实施通脉温阳灸前应全面了解患者情况，加强与患者的交流，消除其对疗法的恐惧感。

(7)环境要求：环境卫生要求应符合 GB 15982—2012 的规定，保持环境安静、清洁卫生、温度适宜，具备排风设备。

2. 操作步骤

患者取俯卧位，全身放松，暴露治疗部位。

(1)取穴：取督脉的大椎穴至腰俞穴为施灸部位，两侧的宽度介于膀胱经第一、第二侧线之间的区域。

(2)消毒:以酒精棉球沿施术部位自上而下常规消毒3遍。

(3)撒通脉温阳灸药粉:在督脉的治疗部位自上而下薄撒一层通脉温阳灸粉(约2g),之后在其上覆盖一块略大于治疗部位的无菌纱布。

(4)放置灸具:将通脉温阳灸治疗器放置于施灸部位上,覆盖治疗中心;点燃艾炷或艾条段后覆盖通脉温阳灸聚烟罩,连接通脉温阳灸排烟系统,打开开关。

(5)铺姜粒:将姜粒平铺于通脉温阳灸治疗器内部,要求上下均匀、薄厚一致,面积为2～3 cm²。

(6)放置艾绒施灸:在姜粒上均匀平放艾炷或艾条段,自上向下点燃,开启通脉温阳灸排烟系统,待艾绒完全燃尽为一壮,继续同前添加艾炷或艾条段点燃,如上灸取三壮,灸完三壮后关闭排烟系统,取下灸具。

(7)清洁灸处:将通脉温阳灸治疗器、纱布连同姜粒一起卷起,然后用无菌纱布轻轻擦干净灸后皮肤。

(8)灸后处理:灸后皮肤出现红晕是正常现象,若艾火热力过强,施灸过重,皮肤易发生水泡。小水泡无须处理。如果水泡较大,以酒精棉球自上而下常规消毒3遍,用一次性无菌针头沿水泡下缘平刺,泡液自然流出,再以消毒干棉球按压干净即可。

3. 关键技术

(1)通脉温阳灸治疗器的使用:使用前的安全检查,使用中的安全操作,使用后的清洁。

(2)灸温的调控:根据患者治疗时的感受及治疗处皮肤是否起泡调整治疗温度,温度过高自觉烫不可忍受时容易起泡,如果是为了灸后起泡化脓则要坚持治疗。

(3)艾条的更换:艾条段或大艾炷一次性全点燃,燃尽后将艾灰压平,重新放上灸材再次施灸。

4. 注意事项

该灸法治疗时间长,是一种重灸法,尤其需要注意施灸治疗时的安全。

(1)患者在大汗后、劳累后、精神紧张或饥饿时不宜进行该疗法治疗。

(2)治疗期间要密切注意患者,防止灸具因患者活动脱落发生烧烫伤。

(3)治疗室内应开启通脉温阳灸排烟系统及时排烟或通风。

(4)治疗结束后,嘱患者缓慢坐起,休息5～10分钟再离开诊室,避免体位性眩晕。

(5)注意晕灸的发生,如发生晕灸现象应及时处理。应立即停止施灸,让患者平卧于空气流通处,松开领口,给予温白糖水(糖尿病患者慎用)或温开水,闭目休息即可。对于猝倒神昏者,可以针刺水沟、十宣、百会、合谷、内关、太冲、涌泉等穴以急救。

(6)嘱患者灸后注意保暖,适当休息,避免熬夜。

(7)清淡饮食,避免寒凉、肥甘之品及酒类,以免影响疗效。

5. 禁忌

(1)装有心脏起搏器者及严重内科疾病患者禁用本疗法。

（2）儿童、孕妇、哺乳期者禁用本疗法。

（3）感染发热，脉象数急者禁用本疗法。

（4）过敏体质者、局部皮肤破损者禁用本疗法。

（5）阴虚火旺、大汗淋漓、极度衰弱、大病初愈者禁用本疗法。

（6）极度疲劳、抽搐痉挛、情绪不稳、温度感觉障碍者禁用本疗法。

（7）其他不适宜灸法治疗者禁用本疗法。

【临床应用】

（1）可以作为保健灸，每年于三伏天进行冬病夏治，增强体质。

（2）用于临床治疗，只要患者体质能够耐受治疗，寒热虚实病证皆可应用。

（3）全段灸：不同通脉温阳灸治疗器实现不同的施灸方法，大椎至腰俞全程施灸，根据是否使用隔衬物，又可分为温和灸和隔物灸。

（4）分段灸：上背部、下背部、腰部、骶部分别对应不同的脏腑，针对不同的疾病可以分段施灸，实现精准治疗。

【操作流程】

通脉温阳灸作为一种温灸器灸法，临床医师可以应用，临床护理也可使用，我院护理专家制作了护理操作的流程图，供护士操作使用。

【知识点】

"温"是指艾灸疗法借助于艾叶（药艾炷或药艾条）或隔物灸等中药甘温、补益以及辛香走窜之性的药理作用，以及艾制品（艾炷或艾条）燃烧时的温热刺激，以起到疏通经络、扶正补虚、祛除邪气的作用；"通脉"指通脉温阳灸具有温通作用；"温阳"是指通脉温阳灸具有温补作用。因此，其命名依据治疗作用而定。

1. 通脉温阳灸特点

通脉温阳灸是一种温灸器灸法。通脉温阳灸治疗，既可放置姜末或蒜泥进行隔物灸，又可不放置姜末等隔衬物进行温和灸，温和灸时既可用灸盒施灸某部位，也可在一条或数条经脉同时灸治；可以在不同体位施灸，使用各种通脉温阳灸灸盒在患者俯卧位进行灸治，或使用通脉温阳灸治疗床在患者仰卧位时施灸；或与艾烟净化器和艾烟净化车配合应用达到无烟治疗的目的。

2. 通脉温阳灸分类

（1）温和灸与化脓灸：根据施灸后皮肤是否起泡、化脓，将通脉温阳灸法分为温和灸、化脓灸两种。温和灸：是指通脉温阳灸施灸时温和舒适，灸后皮肤不起泡、不化脓，包括使用隔衬物的隔物灸和不使用隔衬物的非隔物灸。化脓灸：是指通脉温阳灸施灸时疼痛较甚，灸后皮肤起泡、化脓，包括使用隔衬物的隔物灸和不使用隔衬物的非隔物灸。

（2）隔物灸与非隔物灸：隔物灸是指施灸时灸材和皮肤之间隔衬一层药物，包括传统的艾炷隔物灸、铺灸和使用温灸器操作的温灸器灸法。隔衬物包括新鲜的姜片、蒜泥、附子饼以及经过加工的复方药豆、药饼、药膏等。通脉温阳灸属一种温灸器隔物灸，温灸器内放置隔衬物施灸称为通脉温阳灸隔物灸，不放置隔衬物施灸称为通脉温阳灸非隔物灸。

（3）分部施灸与分经施灸

分部施灸：使用通脉温阳灸治疗器从大椎穴至腰俞穴全程施灸称全段灸，在背腰骶部分段施灸即背灸、腰灸、骶灸或腰骶灸称分部灸。

分经施灸：督脉循经灸即沿督脉体表循行线施灸，膀胱经循经灸即沿膀胱经体表循行线施灸。

3. 通脉温阳灸的作用机制

通脉温阳灸具有通脉温阳、疏通经络、调理脏腑功能的作用。其作用机制可以从经络循行、腧穴特性、脏腑理论、艾热熏灸、药物发泡几个方面来阐释。

（1）通脉温阳，调和营卫：通脉温阳灸施治部位为中间循行督脉，两侧为膀胱经。督脉又称"阳脉之海"，起于胞中，行于脊里，上通于脑，并与肾相络，与六阳经相会，统帅一身阳气。膀胱经第一侧线位于督脉两旁1.5寸。足太阳膀胱经在《十一脉灸经》中称"巨阳脉"。《素问·热论》中曰："巨阳者，诸阳之属也。"足太阳经脉与督脉相连，主一身之表，统一身之营卫，司一身之气化。督脉和足太阳经脉的关系密切，督脉之别络在背部左右"别走太阳"，清代张志聪在《灵枢集注·背俞》中曰："太阳、督脉相通。"通脉温阳灸可调节此两条经脉功能，灸此二经脉则经脉通，阳气足，营卫和调。

（2）活血通络，缓急止痛：气血得温则行，得寒则凝，艾灸温热作用于背腰骶部膀胱经皮部、络脉，疏通络脉，缓急止痛。通脉温阳灸施灸的位置是膀胱经皮部的分野以及督脉之别络。膀胱经皮部是膀胱经功能活动反映于体表的部位，也是膀胱经络脉之气散布之所在。络脉既是气血运行的通道，也是邪气出入的路径。

（3）激发腧穴功能，调理脏腑：通脉温阳灸可激发、调节督脉穴、华佗夹脊穴、膀胱经穴以及五脏六腑背俞穴功能而起治疗作用。当脏腑发生病变时，在相关的背俞穴处常出现压痛敏感现象，通过灸治背俞穴而起到调理脏腑功能的作用。

（4）隔药灸和药物敷贴刺激作用：经络腧穴的调节作用、艾灸的温热刺激、以艾叶为主的灸材和隔衬物的药物作用是灸法治疗的共同基础。治疗前在皮肤上撒或涂擦具有行气通经、发泡作用的药粉或药酒，并且根据不同病症，隔衬物要有姜、蒜、附子等药物的区别。隔蒜泥施灸时，患者口中能闻到大蒜的味道，是药物经皮肤吸收的明证。

4. 临床应用

通脉温阳灸用于保健和临床治疗。通脉温阳灸适应病证广泛，如强直性脊柱炎、慢性乙型肝炎、慢性支气管炎、类风湿关节炎、头颈上肢疾患、心肺背胸疾患、肝胆胁肋疾患、脾胃肠道疾患、泌尿生殖疾患、腰骶下肢疾患等，可用于虚实寒热病症的治疗。

第三节　温灸器按摩灸

【定义】

温灸器按摩灸,简称按摩灸,是指借助按摩灸治疗器将传统的灸法和按、压、摩、擦、推、揉、击、点等按摩手法有机结合在一起的一种温灸器灸法,是通过综合经络、腧穴、药物、艾灸、按摩的共同作用来防治疾病的一种中医外治疗法。

【学习目的】

掌握按摩灸的基本操作技术和基本知识。

【实训方法】

(1)运用互动式体验实训教学法,实训按摩灸疗法。

(2)指导老师通过 PPT 多媒体教学,系统讲解按摩灸疗法,演示本法操作步骤。

(3)学生分组练习,分别作为操作者和受术者体验按摩灸的保健治疗作用。

(4)实训教学之后,学生完成实训报告,积极查阅文献,了解本法的最新研究进展。

(5)经考核合格后,方可单独为患者操作治疗。

【要点内容】

1. 术前准备

(1)术前检查:做按摩灸治疗器的常规安全检查。

(2)穴位选择与治疗器:根据患者病情选取体表施灸部位,准备相应的按摩灸治疗器。

(3)体位选择:治疗时患者取坐位或卧位,全身放松,暴露治疗部位。

(4)其他辅助用品:按摩灸治疗器、打火机、镊子、酒精棉球、无菌纱布、消毒弯盘、酒精灯、垃圾缸。

(5)患者准备:实施按摩灸前应全面了解患者情况,加强与患者的交流,消除其对疗法的恐惧感,缓解其紧张情绪,使其身体及精神放松。

(6)环境要求:环境卫生要求应符合 GB 15982—2012 的规定,保持环境安静、清洁卫生、温度适宜,具备排风设备。

2. 操作步骤

患者取合适的体位,全身放松,暴露治疗部位。

(1)取穴:制订操作步骤,取穴位、经络体表循行线或一个较大面积治疗。

(2)消毒:以酒精棉球沿施术部位自上而下常规消毒 3 遍。

(3)实施手法:点燃艾条段,固定在按摩灸治疗器内,在治疗部位平铺一层无菌纱布,根据治疗要求行按灸法、摩灸法、揉灸法、推灸法、压灸法、击灸法、擦灸法等手法操作治疗。

①按灸法:具有舒筋活络、消除疲劳等作用。

动作要领:操作时按摩灸治疗器按压用力方向与体表垂直,由轻渐重,稳而持续,使力量达组织深部。

②压灸法:具有压力大、刺激性强的特点。

动作要领:压灸法的力量较按灸法要重,适用于腰臀部肌肉发达厚实的部位。

③推灸法:具有镇静止痛、缓解痉挛的作用。

动作要领:操作时,按摩灸治疗器紧贴皮肤,用力平稳,推进的速度要缓慢而均匀,在治疗面进行单方向的直线推动为推灸法。

④擦灸法:具有温经通络、行气活血、镇静止痛等作用。

动作要领:操作时做前后或左右直线往返擦动,向下的压力要均匀适中;擦灸法的速度一般较快,往返擦动的距离长,动作均匀而连贯。

⑤揉灸法:具有加速血液循环、改善局部组织的新陈代谢和减轻疼痛的作用。

按摩灸治疗器做圆形或螺旋形的揉动,以带动该处的皮下组织随按摩灸治疗器的揉动而滑动的手法为揉灸法。

⑥摩灸法:具有和中理气、消积导滞、调节肠胃蠕动等作用。

按摩灸治疗器在治疗部位做缓和而有节奏的环形抚摩活动的手法为摩灸法。

动作要领:可沿顺时针或逆时针方向均匀往返、连贯操作,频率为每分钟 80～120 次,用力不可太重。

⑦击灸法:用按摩灸治疗器治疗面拍击体表的手法为拍灸法,带有一定频率。

作用:具有促进血液循环,舒展肌筋,消除疲劳和调节神经肌肉兴奋性的作用。多用于肩背、腰臀及四肢等肌肉肥厚处。

动作要领:着力轻巧而有弹性,动作协调灵活,频率均匀。

(4)清洁灸处:操作治疗后,用无菌纱布轻轻擦干净灸后皮肤。

(5)灸后处理:灸后皮肤出现红晕是正常现象,若艾火热力过强,施灸过重,皮肤易发生水泡。小水泡无须处理。如果水泡较大,以酒精棉球自上而下常规消毒 3 遍,用一次性无菌针头沿水泡下缘平刺,泡液自然流出,再以消毒干棉球按压后擦拭干净即可。

3. 关键技术

(1)按摩灸治疗器的使用:按摩灸治疗器是各种按摩灸手法操作的媒介。

(2)灸温的调控:治疗面保持较高的温度,维持一定的操作速度,充分发挥按摩和艾灸两种中医外治法的优点。

(3)按摩灸手法:遵照操作流程、护理要点以及各种按摩灸手法操作要点操作。

(4)摩灸法操作要领:肩关节放松,肘关节自然屈曲,治疗器放在治疗部位。摩灸法根据治疗部位大小,选用大小适宜的摩灸治疗器。摩灸法在做圆周摩转时,要求在四周均匀着力,不能一边重一边轻。操作时,仅与皮肤表面发生摩擦,不宜带动皮下组织,这是摩灸法与揉灸法的主要区别。一般操作频率为30~60周/分,面积小的按摩灸治疗器操作时动作宜轻快,而面积大的按摩灸治疗器操作时宜稍重,轻重缓急适宜。

(5)揉灸法操作要领:用按摩灸治疗器治疗头着力,稍用力下压;手腕放松,以腕关节和前臂协调的摆动运动来带动揉灸治疗器治疗头在治疗部位上做环状揉动。

动作要灵活,力量要轻柔。施法时既不可在体表造成摩擦,也不可故意在体表揿压;动作要有节律性,其频率每分钟40~60次。

(6)推灸法操作要领:肩及上肢放松,着力部位要紧贴体表的治疗部位;操作向下的压力要适中、均匀。压力过大,易引起皮肤折叠而破损;用力深沉平稳,呈直线移动,不可歪斜;推进的速度宜缓慢均匀,每分钟50~60次;推灸作用及适用部位:全身各部。推灸法具有温经散寒、行气止痛、温经活络、调和气血的功效。

(7)擦灸法操作要领:上肢放松,腕关节自然伸直,以按摩灸治疗器治疗面为着力点,作用于治疗部位,以上臂的主动运动带动手做上下方向或左右方向的直线往返摩擦移动,不得歪斜,更不能以身体的起伏摆动去带动手的运动。摩擦时往返距离要长,而且动作要连续不断,如拉锯状,不能有间歇停顿。如果往返距离太短,容易擦破皮肤。当动作有间歇停顿时,就会影响到热量的产生和渗透,从而影响治疗效果。压力要均匀而适中,以摩擦时不使皮肤起褶皱为宜。施法时不能操之过急,呼吸要调匀。摩擦频率一般每分钟30~60次。

(8)按摩灸手法要求持久、有力、均匀、柔和,从而使艾热及药力渗透至内里,其中持久、有力、均匀、柔和是手段,而艾热及药力深透才是目的。

持久:要求一种按摩灸手法在正确操作的前提下持续一定的时间,才能保证达到一定的治疗作用。

有力:按摩灸两种基本要素,即灸法的作用和按摩手法的作用均要达到操作标准,缺一不可。每种手法操作要求有一定的力度,艾热及药力随力度渗透至内部组织。对于"力"要求是技巧的力而不是蛮力。按摩灸手法不同于单纯的推拿手法,由于疾病的不同,体质、性别、年龄、治疗部位各异,按摩灸手法的力度也因人而异,力度直接影响到治疗效果。

均匀:治疗力和艾热的释放都要保持均匀。要求按摩灸手法在保持一定压力的情况下,根据不同的手法而掌握一定的节奏,不可忽快忽慢、时轻时重,只有保持良好的节奏,才能保证治疗力和艾热的充分作用。

柔和:是指按摩灸手法作用在患者肢体时,患者能够在感受到温热、舒适的情况下来完成治疗。不伤及局部皮肤、皮下组织及更深层组织。

深透:按摩灸手法操作时,只有掌握住持久、有力、均匀、柔和,才能保证艾热及药效深透。深透是指"力"达到所要治疗的部(穴)位,手法的要求是"轻而不浮,重而不滞"。"轻"手法的操作应使手法的治疗力作用到所要治疗的深度,而不能浮在肌肤的表面;"重"手法的操作不可滞留在不是治疗的部位,而应达到所需治疗的层次。

4. 注意事项

(1)患者在大汗后、劳累后、精神紧张或饥饿时不宜进行该疗法治疗。

(2)治疗期间要注意治疗温度,以皮肤发红为度。

(3)治疗室内应有排烟设备,及时排烟或通风。

(4)治疗结束后,嘱患者休息5~10分钟再离开诊室,避免灸后受凉。

(5)注意晕灸的发生,如发生晕灸现象应及时处理。

(6)嘱患者灸后注意保暖,适当休息,避免熬夜、吹空调、吹风扇。

(7)清淡饮食,避免寒凉、肥甘之品及酒类,以免影响疗效。

5. 禁忌

(1)过敏体质者、局部皮肤破损者、严重内科疾病患者禁用本疗法。

(2)有精神疾患不能配合治疗者禁用本疗法。

【临床应用】

(1)可以作为保健灸,每年于三伏天进行冬病夏治,增强人们的体质。

(2)用于临床治疗,只要患者体质能够耐受治疗,寒热虚实病证皆可应用。

【操作流程】

在使用过程中,我院护理专家初步制订了按摩灸护理治疗技术的护理操作流程、护理操作规范(试行)以及注意事项。

【知识点】

按摩灸是将按摩手法中的点、按、压、擦、推等手法运用到艾灸操作中,是艾灸和按摩两种治疗方法的结合。按摩灸是伴随着艾条的出现和发展而逐渐兴起的灸法,如《寿域神方·卷三》记载了艾卷具有按压和艾灸两种操作特点。按摩灸根据其治疗特点分为艾条按摩灸和温灸器按摩灸。

1. 按摩灸起源于明初

明初朱权《寿域神方·卷三》详述艾卷的操作方法,隔纸点穴,用力按压,热透传腹,"用纸实卷艾,以纸隔之点穴,于隔纸上用力实按之,待腹内觉热,汗出即瘥"。李时珍在《本草纲目》中记载了雷火针的制作方法和用法:"雷火神针法:以厚纸裁成条,铺药艾于内,紧卷如指大,长三四寸,收贮瓶内,埋地中七七日,取出。用时于灯上点着,吹灭,隔纸十层,乘热针于患处,热气直入病处。"明朝另一本针灸著作《针灸大成》中详细记载了雷火针的操作法:"按定痛穴,笔点记,外用纸六七层隔穴,将卷艾药,名雷火针也。取太阳真火,用圆珠火镜皆可,燃红按穴上,良久取起,剪取灰,再烧再按,九次即愈。"在明朝的文献中记载有艾条如何从纯艾条变成加入药物的雷火针,治疗操作方法即按压与艾灸两种方法的结合。

2. 适应证与禁忌证

使用不同的按摩灸器械配合相应的按摩手法加上艾灸的温热效应、药理作用、经络腧穴的特殊作用,按摩灸具有艾灸和按摩的双重作用,能够疏通经络、温阳散寒、扶正祛邪,治疗风寒湿痹证和跌打损伤所致的疼痛,神经损伤引起的肢体麻木、运动功能丧失。根据艾条中所加药物不同作用略有差异,太乙神针和雷火神针用于治疗风寒湿痹、肢体顽麻、痿弱无力、半身不遂等症,《针灸大成》详细记载了雷火针的适应证:"治闪挫诸骨间痛,及寒湿气而畏刺者。"《种福堂公选良方》记载了消癖神火针"以灸治痞块",现代用于治疗各种腹部肿瘤患者。其次,按摩灸可用于"治未病"和保健灸,预防好发于冬季的肺系疾病、变态反应性疾病,灸治足三里穴可增强体质。

孕妇的腰腹部,皮肤有疮疡、肿瘤、破溃者,不宜应用。

3. 按摩灸的优势

按摩灸与针刺相比无痛苦,怕针刺者可用。与实按灸比较,手法丰富多样,艾条不需重复点燃、更换。与按摩比较,温和舒适,手法轻灵,多了灸法的药物、艾热治疗作用。

按摩灸优势体现了三个结合:一是按摩与艾灸的结合,二是按摩手法与器械的结合,三是力与药的结合。艾灸与按摩结合,艾灸更具有渗透性;按摩既可摩擦产热,又有艾叶燃烧产生的艾热与艾叶的药物作用。

第四节　温灸器温针灸

【定义】

温灸器温针灸是指借助温针灸治疗器将传统的灸法和针法两种中医外治法有机结合在一起的一种温灸器灸法,是通过综合经络、腧穴、艾灸、针刺的共同作用来防治疾病的一种中医外治疗法。

【学习目的】

掌握温针灸的基本操作技术和基本知识。

【实训方法】

(1)运用互动式体验实训教学法,实训温针灸疗法。

(2)指导老师通过 PPT 多媒体教学,系统讲解温针灸疗法,演示本法操作步骤。

(3)学生分组练习,分别作为操作者和受术者体验温针灸的保健治疗作用。

(4)实训教学之后,学生完成实训报告,积极查阅文献,了解本法的最新研究进展。

(5)经考核合格后,方可单独为患者操作治疗。

【要点内容】

1. 术前准备

(1)术前检查:做温针灸治疗器的常规安全检查。

（2）穴位选择与治疗器：根据患者病情及穴位肌肉厚度，选取体表施灸部位，准备相应的按摩灸治疗器。

（3）体位选择：治疗时患者取适宜疾病治疗的坐位或卧位，全身放松，暴露治疗部位。

（4）其他辅助用品：温针灸治疗器、打火机、镊子、酒精棉球、无菌纱布、消毒弯盘、酒精灯、垃圾缸。

（5）患者准备：实施温针灸治疗前应全面了解患者情况，加强与患者的交流，消除其对疗法的恐惧感，缓解其紧张情绪，使其身体及精神放松。

（6）环境要求：环境卫生要求应符合 GB 15982—2012 的规定，保持环境安静、清洁卫生、温度适宜，具备排风设备。

2. 操作步骤

患者取合适的体位，全身放松，暴露治疗部位。

（1）取穴：温针灸治疗的腧穴一般选取肌肉丰厚、针刺深度 1 寸以上处。

（2）消毒：对选取的穴位进行常规消毒。

（3）固定温针灸治疗器：艾条段固定在温针灸治疗器上，点燃艾条段，再将温针灸治疗器固定在针柄上。

（4）更换艾条：艾条段燃尽后，取下温针灸治疗器，去掉艾灰，重新固定艾条段并点燃，中间可以行针导气，艾条段一般更换 2 次。

（5）出针及灸后处理：最后一段艾条燃尽，取下温针灸治疗器，除掉艾灰。

3. 关键技术

（1）针具的选择：一般选用 1.5 寸以上针灸针，直径 0.30～0.35 mm，能够支撑艾条和温针灸治疗器。

（2）针刺得气及行针：温针灸具有针刺和艾灸的双重效果，使用温针灸治疗器，在更换艾条的间隙可以行针导气加强针感。

（3）艾条段或艾炷：现在临床多用分节艾条，艾条从底端点燃，艾条段较艾炷使用方便，临床艾炷较少应用。

（4）灸温控制：针刺得气后注意针根与皮肤之间的距离，艾条套在温针灸治疗器后底端接近针根。

（5）针刺角度及深度：患者体位固定后，所选穴位和针刺的角度要合适，以防针身不能承受艾条的重量而脱落，或者毫针从肌肉脱出。

4. 注意事项

（1）患者在大汗后、劳累后、精神紧张或饥饿时不宜进行该疗法治疗。

（2）治疗期间要注意治疗温度，以皮肤发红为度。

（3）治疗室内应有排烟设备，及时排烟或通风。

（4）治疗结束后，嘱患者休息 5～10 分钟再离开诊室，避免灸后受凉及晕针。

（5）注意晕针、晕灸的发生，如发生晕针晕灸现象应及时处理。

（6）嘱患者灸后注意保暖，适当休息，避免熬夜、吹空调、吹风扇。

(7)清淡饮食,避免寒凉、肥甘之品及酒类,以免影响疗效。

5. 灸后水泡的处理

灸后皮肤出现红晕是正常现象,若艾火热力过强,施灸过重,皮肤易发生水泡。小水泡无须处理。如果水泡较大,以酒精棉球自上而下常规消毒3遍,用一次性无菌针头沿水泡下缘平刺,待泡液自然流出,再以消毒干棉球按压干净即可。

6. 禁忌

(1)过敏体质者、局部皮肤破损者、严重内科疾病患者禁用本疗法。

(2)有精神疾患不能配合治疗者禁用本疗法。

【临床应用】

(1)每年于三伏天进行冬病夏治,伏针、伏灸、保健灸可增强人们的体质。

(2)用于临床治疗,只要患者体质能够耐受治疗,寒热虚实病证皆可应用。

【操作流程】

在使用过程中,我院护理专家初步制订了温灸器温针灸护理治疗技术的护理操作流程、护理操作规范(试行)以及注意事项。

【知识点】

1. 概述

温针灸,又称温针、针柄灸及烧针柄等,是将艾灸和针刺结合在一起使用的治疗方法,使用温灸器操作的温针灸又称温灸器温针灸。

临床实践中发现,传统温针灸法临床应用时存在一定的缺点,艾火容易脱落,从而烫伤皮肤、烧坏床单;较细、较短的毫针不能承受艾炷或艾条的重量而不能应用温针灸;穴区皮肤浅薄、毫针平刺或斜刺亦无法使用温针灸。我们在临床针灸过程中设计发明了温针灸盒、温针灸架、帽式温针灸器等各种用于温针灸的温灸器,解决了传统温针灸操作的弊端,满足了不同针刺状态同时施灸的要求,使温针灸更好地应用到脑血管病、糖尿病、冠状动脉粥样硬化性心脏病、高脂血症、痛风、胃脘痛、腹痛、腹泻等疾病的治疗中。

2. 温针灸器

(1)温针灸盒。将灸盒同时用于针刺就成了温针灸盒。其结构特点是盒内的防灰治疗网距皮肤约5 cm,治疗网上设置有固定艾条段位置的网格;盒壁设置有进气孔,盒盖设置有控制出气量的滑片。其使用特点是艾灸不但对针刺穴位施灸,还对艾盒覆盖的整个部位加热。大温针灸盒用于胸腹、腰背等较大的部位,小温针灸盒可用于四肢等较小的位置。

(2)温针灸架。温针灸架结构:温针灸架由燃艾管、固定架、燃艾管托和伸缩臂四部分组成。其特征在于燃艾管设置有燃艾管把手、烧针上口、烧针下口、燃艾支撑架、防灰网。燃艾管为不锈钢管,使用后可擦掉艾烟油;燃艾管托设置为圆柱状,用来盛放燃艾管;固定架上设置伸缩臂,伸缩臂另一端连接燃艾管托。

温针灸架优点:可多针同时施灸,能满足温针灸多个穴位的需要;针刺和艾灸分别进行,操作方便;可以满足直刺、斜刺、平刺时不同方向的针柄对穴位进行灸治的需要;除可用于温针灸外,还可用于穴位的温和灸、隔物灸。

温针灸架用法:先将毫针刺入输穴,行针得气后再将针柄插入燃艾管烧针口。针柄水平方向或近似水平方向使用烧针上口,艾条段在燃艾管内从上往下燃烧。针柄垂直方向或近似垂直方向使用烧针下口,艾条段在燃艾管内从下往上燃烧。灸毕,通过燃艾管把手将燃艾管取下,倒掉艾灰,以备下次使用。

(3)帽式温针灸器。帽式温针灸器的结构:帽式温针灸器由穿艾针、针柄套管、艾条托三部分组成。其特征在于针柄套管设置为细空管状,上端略膨大,与圈状针尾相应,下端呈外"八"字形针柄套管口;穿艾针设置为细针状,用来穿透艾条段,且为帽式温针灸器的手持部位;艾条托设置为网状,防止艾灰脱落烫伤皮肤。

帽式温针灸器的优点:结构上针柄与艾条段或艾炷分离,针刺与燃艾分别进行;可用于在水平到垂直向上范围内针柄的艾灸加热;治疗过程中或更换艾条时,可行针以加强针感。

帽式温针灸器的用法:先将穿艾针纵向穿透艾条段或艾炷,然后固定在针柄套管上,手持穿艾针点燃艾条段或艾炷的下部,行针得气后再将针柄套管固定在针柄上。在治疗间隙可行针以调整针感。帽式温针灸器适于在水平到垂直向上范围内针柄的艾灸加热。灸毕,将帽式温针灸器取下,倒掉艾灰,以备下次使用。

3. 温针灸适应证

温针之名首见于《伤寒论》。古代温针灸主要用于风湿疾患、偏于寒性的一类病证。如明代高武的《针灸聚英》和杨继洲的《针灸大成》中记载:"其法,针穴上,以香白芷作圆饼,套针上,以艾灸之,多以取效……此法行于山野贫贱之人,经络受风寒者,或有效。"

近代亦有隔药饼或姜片、橘皮施灸,但以温和灸居多,治疗病证也不限于上述病种,而扩大到脑血管病、糖尿病、冠状动脉粥样硬化性心脏病、高脂血症、痛风、胃脘痛、腹痛、腹泻等。

第五节 头 颈 灸

【定义】

头颈灸是指以头颈灸灸盒作为灸具进行施灸的一种温灸器灸法,是通过综合经络、腧穴、艾灸三者的共同作用来防治疾病的一种中医外治疗法。

【学习目的】

掌握头颈灸的基本操作技术和基本知识,掌握该法的适应证。

【实训方法】

(1)运用互动式体验实训教学法,实训头颈灸疗法。

(2)指导老师通过 PPT 多媒体教学,系统讲解头颈灸疗法,演示本法操作步骤。

(3)学生分组练习,分别作为操作者和受术者体验头颈灸的保健治疗作用。

(4)实训教学之后,学生完成实训报告,积极查阅文献,了解本法的最新研究进展。

(5)经考核合格后,方可单独为患者操作治疗。

【要点内容】

1. 术前准备

(1)术前检查:做头颈灸灸盒的常规安全检查。

(2)穴位选择:一般在头顶、两颞、后枕及后项部的穴位施灸,或在一个较大的面施灸。

(3)体位选择:治疗时患者一般取坐位,全身放松,暴露治疗部位。

(4)其他辅助用品:头颈灸灸盒、打火机、血管钳、75%或95%酒精棉球、无菌纱布、消毒弯盘、酒精灯、垃圾缸。

(5)患者准备:实施灸架灸治疗前应加强与患者的交流,告知头颈灸的注意事项,以便患者配合。缓解患者紧张情绪,使其身体及精神放松。患者剪短发,或无发,头部清洁。

(6)环境要求:环境卫生要求应符合 GB 15982—2012 的规定,保持环境安静、清洁卫生、温度适宜,具备排风设备。

2. 操作步骤

患者取坐位,全身放松。

(1)取穴:定取头项部穴位,或头项部较大的治疗面。

(2)消毒:对选取的治疗部位进行常规消毒。

(3)固定头颈灸灸盒:将头颈灸灸盒固定在头项部。

(4)调整艾条:艾条燃烧后距离穴位越来越远,同时产生艾灰,均能影响艾温,及时调整艾条的位置,清理艾灰,有利于保持艾温的恒定。

(5)肢体运动:脑神经功能障碍者,施灸的同时,让患者主动运动患肢,或被动活动患肢。

(6)灸后处理:最后一段艾条燃尽,取下头颈灸灸盒,清理灸盒,除掉艾灰。

3. 关键技术

(1)穴位的选择:依据头颈灸理论及分区选穴。

(2)头颈灸肢体运动疗法:施灸的同时使患肢主动运动或被动运动。

(3)灸时与灸量:从灸感产生到灸感自然消失作为一次灸量称为灸量饱满。病情重、病症多时灸时较长。第一次灸时较长,第二次之后灸时逐渐缩短,病愈则灸感消失。

（4）灸温控制：针刺得气后注意针根与皮肤之间的距离，艾条套在温针灸治疗器后底端接近针根。

（5）气至病所：在压痛穴施灸，灸感直达病所，正邪斗争，发挥治疗作用。

（6）他经再传：多种疾病者，灸感可能从已有病灶他经再传。

4. 注意事项

（1）患者在大汗后、劳累后、精神紧张或饥饿时不宜进行该疗法治疗，舒适的体位能够使患者持久接受治疗。

（2）治疗期间要注意治疗温度，以皮肤潮红为度，灸感传导自然出现、自然消失。

（3）治疗室内应有排烟设备，及时排烟或通风。

（4）偏瘫患者要有家人陪伴及配合。

（5）注意是否出现晕灸，如发生晕灸应及时处理。

（6）嘱患者灸后注意保暖，适当休息，避免熬夜、受凉。

（7）清淡饮食，避免寒凉、肥甘之品及酒类，以免影响疗效。

5. 灸后水泡的处理

灸后皮肤出现红晕是正常现象，若艾火热力过强，施灸过重，皮肤易发生水泡。小水泡无须处理。如果水泡较大，以酒精棉球自上而下常规消毒3遍，用一次性无菌针头沿水泡下缘平刺，泡液自然流出，再以消毒干棉球按压干净即可。

6. 禁忌

（1）过敏体质者、局部皮肤破损者、严重内科疾病患者禁用本疗法。

（2）有精神疾患不能配合治疗者禁用本疗法。

【临床应用】

（1）理论依据及应用：一是脏腑经络理论，治疗脏腑病证；二是根据大脑皮质功能定位在头皮的投影，治疗神经系统疾病；三是不同灸法操作的补泻作用，用于补虚泻实。

（2）用于临床治疗，只要患者体质能够耐受治疗，寒热虚实病证皆可应用。

【操作流程】

在使用过程中，我院护理专家初步制订了头颈灸护理治疗技术的护理操作流程、护理操作规范（试行）以及注意事项。

【知识点】

头颈灸，是指使用头颈灸灸盒在头顶、两颞、后头以及颈项部进行施灸，是用于治疗头颈局部疾病及全身疾病的一种温灸器灸法。头颈灸是在研究、继承梅花针灸学派第六代传人周楣声教授灸法治疗经验和总结第七代传承人蔡圣朝教授临床灸法治疗经验的基础上发展起来的一种温灸器灸法，是"梅花二十四灸"之一。中医认为"头为清阳之府"，"脑为髓海"，多条经脉循行经过头颈部，因此，在头部施灸可以温阳益气，治疗头颈局部疾病和全身疾病。头颈灸灸盒盒底设置不锈钢纱网，可以将头发隔开，避免了在头部施灸烧灼头发的危险。

1. 头颈灸临床应用及理论依据

头颈灸灸法的治疗范围由灸法治疗特点和所选腧穴的主治范围决定。主要用于治疗头颈局部病证、脑源性疾病、全身疾病及脑卒中后遗症的康复。理论依据有三：一是脏腑经络理论；二是根据大脑皮质功能定位在头皮的投影；三是不同灸法操作的补泻作用。

（1）百会重灸调神：百会穴别称巅上，穴居巅顶正中，其名最早见于《针灸甲乙经》："百会，一名三阳五会，在前顶后一寸五分。"艾灸百会能够治疗心神失养、健忘等神志疾病。《针灸大成》云："思虑过多，无心力，忘前失后，灸百会。"《杂病穴法歌》云："尸厥百会一穴美。"《明堂灸经》云：百会穴"灸七壮，主脑重，少心力，忘前失后，心神恍惚"。现代研究发现：艾灸百会穴可使双侧大脑中、后动脉血流速度明显加快，脑血流量增加，脑部血液循环明显改善。

周楣声教授认为"灸者久也"，在百会穴长时间施灸能够"醒脑调神""百会重灸调神"，是周老灸法治疗外感、内伤所致神志疾病的经验总结。百会对脑炎、脑炎后遗症及神经精神症状，疗效确切，但施灸时间要长，不能更换位置，可达到累积和叠加的作用，坚持治疗是成功的关键。周楣声等据此以百会穴为主穴治疗，每日施灸数小时或连续施灸数百小时，常能挽患者生命于万一。

（2）"阴升阳降"和"水火既济"理论指导临床应用：古人认为，阳为天，阴为地，阳气下降，阴气上升，阴阳之气交互感应"阴升阳降"为正常的阴阳变化顺序，人与天地相应，人体阴阳之气亦应如此。《素问·阴阳应象大论》曰："左右者阴阳之道路也……故善用针者，从阴引阳，从阳引阴，以右治左，以左治右。"杨上善曰："阴气右行，阳气左行。"凡面赤耳鸣、头目眩晕、升而不降等症，可于身之左及左下肢取穴，以引气下行；气短懒言，腿足浮肿，降而不升者，可于身之右及右上肢取穴，以引气上行。顺"阴升阳降"之理，求右上左下之道，则变化在德而邪不居矣。周楣声教授认为针灸治疗亦应阴阳互取，顺合"阴升阳降"之理，"左为阳，阳升不降，宜思左地之阴；右为阴，阴降不升，当求右天之阳"。（《灸绳·灸赋》）头为"清阳之府"，位居于上为阳，足位居于下为阴，"足之三阳经从头走足"，头颈灸在人体头颈部施灸，通过经络循行阳气。

2. 施灸方法

头颈灸灸盒是头颈灸的主要施灸工具，根据治疗需要也可选用其他灸法，比如灸架灸、按摩灸、点灸笔灸法、化脓灸、隔物灸、吹灸疗法等。

（1）头颈灸灸盒结构特点。头颈灸灸盒（ZL201010579957.8）由燃艾管、防灰网、盒底纱网、帽式穿艾针几部分组成。燃艾管呈纵向排列，包括头顶部燃艾管、颞部燃艾管、枕部燃艾管、颈部燃艾管；燃艾管下设置头顶部防灰网、枕部防灰网、颞部防灰网以及颈部防灰网；盒底设置盒底纱网；灸盒颈部两侧设置束带扣，以束带绕额固定灸盒。

头颈灸灸盒的设计可以实现在头颈部的定位施灸、定性施灸、定量施灸。

（2）定位、定量施灸。定位施灸是指采用不同灸法分别在腧穴、一个大的治疗面和沿着经络的体表循行线施灸的方法。头颈灸灸盒的结构设计可以在头颈部施行腧穴灸、经络灸、面灸。①点灸：指治疗部位面积小，主要在头颈部经穴、奇穴、阿是穴、标准头穴线上施灸，利用腧穴的近治作用、远治作用、特色治疗作用组方选穴、配穴，由于是在穴位上施灸，所以又称腧穴灸。选穴原则：依据《头皮针穴名标准化国际方案》取标准头穴线、十四经穴临床应用。②线灸：指在头颈部经脉体表循行线上施灸的方法，又称经络灸，根据施灸工具不同分为两种：一是静态性灸法，沿头颈部经络循行线上顺次施灸，具有温补的作用；一是使用手持式吹灸仪顺经或逆经施灸，具有温泻或补泻兼施的效应，亦可根据十二经气血流注顺序和盛衰施灸。③面灸：指在体表一个较大的治疗面进行灸治的方法，此区域有一条或数条经脉循行经过，该部位经脉有重要腧穴分布，将头颈部分为头顶区、颞区、枕区、项区四区。定量施灸：灸量指艾灸治疗量，与每次艾灸时间、疗程、取穴多少及所用灸法及患者体质有关。辨识患者体质状况和疾病轻重，确定施灸量，即为定量施灸。①轻灸：指每次艾灸时间较短，疗程短，取穴少及选用温和灸法施灸，灸后不起泡、不化脓，患者体质强疾病轻浅，为轻灸。②重灸：指每次艾灸时间较长，疗程长，或取穴多及选用化脓灸法施灸，灸后起泡、化脓，适于疾病深重患者，为重灸。周楣声教授的"百会重灸调神"是长时间重灸的具体应用。③中灸：指施灸量和程度介于轻灸和重灸之间。

（3）上下配合施灸法：头颈灸、脐腹灸、胸阳灸、通脉温阳灸、肢体灸、足灸均是按部位命名的温灸器灸法，分别位于人体部位的头颈、躯干、四肢上中下三部。头颈灸在上，为阳，与躯干部和四肢部配合施灸是"阴升阳降"理论在灸法按部配合施灸的应用。从上到下、从阳到阴的施灸顺序亦是传统的"阴升阳降"理论在灸法治疗顺序的体现，如《千金要方·针灸上》中说"凡灸当先阳后阴，言从头向左而渐下，次后从头向右而渐下，先上后下"。①头颈灸与胸腹部局部灸法的配合应用：头颈灸与脐腹灸配合应用，头颈灸与通脉温阳灸配合应用，头颈灸与胸阳灸配合应用。②头颈灸与远端四肢部的配合应用，头颈灸与肢体灸配合应用；头颈灸与足灸配合应用。③头颈灸与胸腹部和四肢远端部位的配合应用：头颈灸在头颈、躯干、四肢上中下三部联合施灸的应用。

头颈灸在"阴升阳降"理论的指导下，除按部位联合施灸外，还可与具有温泻作用的吹灸疗法配合应用，以"补虚泻实"。灸法的补泻依据主要来源于《灵枢·背腧》所载："以火补者，毋吹其火，须自灭也；以火泻者，疾吹其火，传其艾，须其火灭也。"

（4）头颈灸运动疗法：头颈灸是在头颈部施灸的一种温灸器灸法，将头颈灸与肢体主动运动或被动运动结合用于治疗中枢神经损伤引起的肢体运动功能障碍性疾病，称为头颈灸运动疗法。中枢神经系统损伤，引起所支配区域的功能障碍，患者神志清楚，肢体不受控制，将肢体主动运动或被动活动与患者精神意识控制相结合，调动患者的积极性，符合现代康复理念，与中医"形神合一"的认识不谋而合。头颈灸能改善患者头颈部血液循环，缓解脑供血不足，改善脑功能，患者有意识地参与肢体主动或被动运动，使局部脑刺激与患肢迅速建立联系。①头颈灸主动运动疗法。在头颈部施灸的同时，患者的精神意识集中于患肢，并主动控制患肢的运动，患者肌力弱易疲劳，宜短时多次治疗。②头颈灸被动运动疗法。在头颈部施灸的同时，患者的精神意识集中于患肢，按摩师或家属为患肢按摩或做被动运动,患者体力消耗少,治疗时间可以较长。

第六节　灸　架　灸

【定义】

灸架灸是指以灸架作为灸具进行施灸的一种温灸器灸法,是通过综合经络、腧穴、艾灸三者的共同作用来防治疾病的一种中医外治疗法。灸架灸是周楣声教授发明的,是发现灸法感传规律"灸感三相"的主要灸法之一。

【学习目的】

掌握灸架灸的基本操作技术和基本知识,掌握该法的适应证。

【实训方法】

(1)运用互动式体验实训教学法,实训灸架灸疗法。
(2)指导老师通过 PPT 多媒体教学,系统讲解灸架灸疗法,演示本法操作步骤。
(3)学生分组练习,分别让操作者和受术者体验灸架灸的保健治疗作用。
(4)实训教学之后,学生完成实训报告,积极查阅文献,了解本法的最新研究进展。
(5)经考核合格后,方可单独为患者操作治疗。

【要点内容】

1. 术前准备
(1)术前检查:做灸架的常规安全检查。
(2)穴位选择:一般选择 1~2 个穴位,可以是压痛穴或治疗病症的主要腧穴。
(3)体位选择:治疗时患者取适宜疾病治疗的坐位或卧位,全身放松,暴露治疗部位。
(4)其他辅助用品:灸架、打火机、血管钳、75％或 95％酒精棉球、无菌纱布、消毒弯盘、酒精灯、垃圾缸。
(5)患者准备:实施灸架灸治疗前应加强与患者的交流,告知灸架灸的注意事项,以便患者配合。缓解患者紧张情绪,使其身体及精神放松。
(6)环境要求:环境卫生要求应符合 GB 15982—2012 的规定,保持环境安静、清洁卫生、温度适宜,具备排风设备。

2. 操作步骤
患者取坐位,全身放松。以百会灸为例。
(1)取穴:定取百会穴。
(2)消毒:对选取的穴位常规消毒。
(3)固定灸架:艾条点燃后插入灸架,用束带固定在百会穴上。

(4)调整艾条:艾条燃烧后距离穴位越来越远,同时产生艾灰,均能影响艾温,及时调整艾条的位置,清理艾灰,有利于保持艾温的恒定。

(5)灸后处理:最后一段艾条燃尽,取下灸架,除掉艾灰。

3. 关键技术

(1)穴位的选择:一般选用1~2穴,压痛穴或其他阳性反应点容易产生灸感。

(2)维持灸温:灸温恒定是产生灸感的必要条件之一,及时清除艾灰,观察艾火与皮肤的距离。

(3)灸时与灸量:从灸感产生到灸感自然消失作为一次灸量,称为灸量饱满。病情重、病症多时灸时较长。第一次灸时较长,第二次之后灸时逐渐缩短,病愈则灸感消失。

(4)气至病所:在压痛穴施灸,灸感直达病所,正邪斗争,发挥治疗作用。

(5)他经再传:多种疾病者,灸感可能从已有病灶他经再传。

4. 注意事项

(1)患者在大汗后、劳累后、精神紧张或饥饿时不宜进行该疗法治疗,舒适的体位能够使患者持久治疗。

(2)治疗期间要注意治疗温度,以皮肤潮红为度,灸感传导自然出现、自然消失。

(3)治疗室内应有排烟设备,及时排烟或通风。

(4)治疗结束后,嘱患者休息5~10分钟再离开诊室,避免灸后受凉及晕灸。

(5)注意是否出现晕灸,如发生晕灸应及时处理。

(6)嘱患者灸后注意保暖,适当休息,避免熬夜、受凉。

(7)清淡饮食,避免寒凉、肥甘之品及酒类,以免影响疗效。

5. 灸后水泡的处理

灸后皮肤出现红晕是正常现象,若艾火热力过强,施灸过重,皮肤易产生水泡。小水泡无须处理。如果水泡较大,以酒精棉球自上而下常规消毒3遍,用一次性无菌针头沿水泡下缘平刺,待泡液自然流出,再以消毒干棉球按压干净即可。

6. 禁忌

(1)过敏体质者、局部皮肤破损者、严重内科疾病患者禁用本疗法。

(2)有精神疾患不能配合治疗者禁用本疗法。

【临床应用】

(1)每年于三伏天进行冬病夏治,可以增强人们的体质。

(2)用于临床治疗,只要患者体质能够耐受治疗,寒热虚实病证皆可应用。

【操作流程】

在使用过程中,我院护理专家初步制订了灸架灸护理治疗技术的护理操作流程、护理操作规范(试行)以及注意事项。

【知识点】

1. 概述

灸架熏灸是使用灸架熏灸的一种温灸器灸法,至今已有 60 多年的历史。20 世纪 50 年代,周楣声在当狱医时,狱中医疗条件有限,但农场的艾蒿很多,就想用艾灸治病,艾灸成为农场主要的治病手段。周楣声积累了大量临床病例,发明了用脚踏皮老虎的吹灸,还发明了固定艾条的灸架熏灸并沿用至今,《灸绳》中所载病例大多使用此两种方法治疗。

化脓灸在针灸历史上占有相当长的时间,因灸疮破皮灼肉、疼痛异常,为改变这种状况,近代逐渐兴起艾条温和灸,不会造成灸疮,温和舒适,受到普遍欢迎。手持艾条移动施灸,总是或高或低,或左或右,难使热力均衡、作用集中、时间持久。"灸"字本来是从火从久,时间必须延长,作用才能发挥,手持移动极易疲劳,总是在不太长的时间内结束操作,难以达到要求,未能充分显示灸法疗效。鉴于此种情况,周楣声经反复试验,将铁皮油漆桶改造后发明了灸架。

2. 灸架的使用方法

灸架使用方法:将灸架固定在穴位上,调节温度,勤清除艾灰,全身皆无禁灸之处。取 1～2 穴,施灸时间的长短,应根据患者病情和反应而定。一般新病或局限性病变,必须待灸感过程完善后方可停灸,3～4 小时后再灸;陈年痼疾及全身性疾病,灸感不明显者应每次施灸 1～2 小时,每天 2 次为宜。患者体位不受限制,灸后用灭火管熄灭剩余艾条。

注意事项:以灸后皮肤潮红为度,若起水泡,刺破后涂甲紫药水,不必更换他穴。多次同一孔穴施灸后皮肤形成一层黑色痂皮,效果并不减弱。

效果:灸架灸在温度恒定、持久施灸的情况下,灸量蓄积达一定程度向患处移行,发生灸法感传,出现灸感三相。

第七节 眼 灸

【定义】

眼灸是指以眼灸器作为灸具进行施灸的一种温灸器灸法,是通过综合经络、腧穴、艾灸三者的共同作用来防治疾病的一种中医外治疗法。眼灸是梅花针灸学派特色灸法之一。

【学习目的】

掌握眼灸的基本操作技术和基本知识,掌握该法的适应证。

【要点内容】

1. 术前准备

(1)术前检查:做眼灸器的常规安全检查。

（2）施灸部位：闭眼，在眼睑外表面施灸。

（3）体位选择：患者取仰卧位，全身放松，暴露治疗部位。

（4）其他辅助用品：眼灸器、艾绒或艾条、打火机、血管钳、75%或95%酒精棉球、无菌纱布、消毒弯盘、酒精灯、垃圾缸。

（5）患者准备：实施眼灸治疗前应加强与患者的交流，告知眼灸的注意事项，以便患者配合。缓解患者紧张情绪，使其身体及精神放松。

（6）环境要求：环境卫生要求应符合 GB 15982—2012 的规定，保持环境安静、清洁卫生、温度适宜，具备排风设备。

2. 操作步骤

患者取仰卧位，全身放松。以眼部隔物灸为例。

（1）取穴：在眼睑外表面施灸。

（2）消毒：对眼周进行常规消毒。

（3）放置眼灸器：面部平铺 2 层无菌纱布，再放眼灸器，将温度合适、干湿适中的姜末均匀平铺于眼灸器内，轻轻压实，姜末表面摆放艾炷。

（4）调整灸温：点燃艾炷，根据患者反馈的艾温调整两壮艾炷施灸间隔和艾炷大小、疏密，共更换 3 次艾炷。

（5）灸后处理：最后一壮艾炷燃尽，清理眼灸器。

3. 关键技术

（1）眼灸法的选择：应用眼灸法治疗眼病，宜辨病辨证施灸，寒证、气血亏虚证、肝肾亏虚证可以选择隔姜灸，风热证、肝火上炎证、阴虚火旺证可以选择清泻实火、虚火的中药配方作为隔衬物、药液、药膏。

（2）灸温的控制：艾炷的大小、远近及隔衬物的厚薄是控制艾温的因素之一，与患者沟通艾热信息并予以适当调节。

（3）灸时与灸量：每次灸治时间一般为 15～30 分钟，慢性病治疗疗程较长，治疗近视眼一般需 3 个月以上。

4. 注意事项

（1）患者在大汗后、劳累后、精神紧张或饥饿时不宜进行该疗法治疗，舒适的体位能够使患者持久治疗。

（2）治疗期间要注意治疗温度，以灸后皮肤潮红为度，防止灸温过高发生烫伤，或艾炷滚落发生烫伤。

（3）治疗室内应有排烟设备，及时排烟或通风。

（4）治疗结束后，嘱患者休息 5～10 分钟再离开诊室，避免灸后受凉。

（5）注意患者是否出现晕灸，如发生晕灸应及时处理。

（6）嘱患者灸后注意保暖，适当休息，避免熬夜、受凉、久视。

（7）清淡饮食，避免寒凉、辛辣肥甘之品及酒类，以免影响疗效。

5. 灸后水泡的处理

眼面部尤其应注意避免发生烫伤。灸后皮肤出现红晕是正常现象,若艾火热力过强,施灸过重,皮肤易发生水泡,按烫伤处理。

6. 禁忌

(1)过敏体质者、局部皮肤破损者、严重内科疾病患者禁用本疗法。

(2)有精神疾患不能配合治疗者禁用本疗法。

(3)小儿及其他不能配合治疗者禁灸,以防发生烫伤。

【临床应用】

(1)眼科热证、实证,以寒凉性药物作为隔衬物治疗急慢性结膜炎、副鼻窦炎等。

(2)眼科寒证、虚证,以温热性药物作为隔衬物治疗假性近视、真性近视、远视、白内障早期、视疲劳、眼睑下垂等。

【操作流程】

在使用过程中,我院护理专家初步制订了眼灸护理治疗技术的护理操作流程、护理操作规范(试行)以及注意事项。

【知识点】

1. 眼的生理

眼的主要功能是明视万物,分辨颜色、大小,其重要性堪比天上的日月。《素问·脉要精微论》提出:"夫精明者,所以视万物,别白黑,审短长。"又曰:"目得血而能视……夫人之眼目者,似天地之日月者,若人无双目,岂能辨别贤愚,天无日月,万物安能照耀?"《灵枢·大惑论》说:"五脏六腑之精气,皆上注于目而为之精。精之窠为眼,骨之精为瞳子,筋之精为黑眼,血之精为络,其窠气之精为白眼,肌肉之精为约束,裹撷筋骨血气之精而与脉并为系,上属于脑,后出于项中。"《外台秘要》对于眼的生理认识为"其眼根寻无他,直是水耳",并认识到"五脏六腑,皆有津液,通于目者为泪,若脏气不足,则不能收制其液"。

2. 眼与脏腑经络的关系

眼通过经络连接贯通脏腑,和脏腑之间发生有机联系,如《素问·五脏生成篇》说:"诸脉者,皆属于目。"《灵枢·口问》亦云:"目者,宗脉之所聚也。"如此,使眼不断得到经络输送的气、血、津、液的濡养,从而维持正常的视觉功能。眼作为身体的一个器官,与经络表里互通,关系密切,正如《素问·五脏生成篇》中所说:"诸脉皆属于目"。《灵枢·邪气脏腑病形篇》亦云:"十二经脉三百六十五络,其血气皆上于面而走空窍,其经阳气上走于目而为之睛。"

3. 眼病灸治文献

(1)穴位灸:古代文献虽然记载眼球禁针禁灸,但有较多的远部穴和近部穴治疗眼病的文献。

元代王国瑞《扁鹊神应针灸玉龙经·盘石金直刺秘传》中曰:"眼目暴赤肿痛眼窠红,太阳出血,大小骨空灸。青盲雀目,视物不明,丘墟灸,委中出血。"

明代王肯堂《证治准绳·杂病·七窍门》中曰:"目赤肿足寒者,必时时温洗其足,并详赤脉处属何经,灸足三里、临泣、昆仑等穴立愈。"

《世医得效方·眼科》中曰:"灸法:目中痛不能视,上星穴主之……七壮,仍先灸谆谆穴……灸二七壮,次灸风池。"

《神灸经纶·首部证治》中曰:"目痛红肿不明,合谷、二间、肝俞、足三里。"

周楣声《灸绳》中曰:"例4:李×胜,男,成年。双侧急性结膜炎,巩膜除有血管翳外,并有疱疹。左右心俞压痛(++)。双侧同时施灸,灸感久不发生,至20分钟感传突然出现,同抵大椎两侧,分由两耳上方进入双目,感应完毕,双目即感轻快。2次后炎症全退。"

(2)隔核桃壳灸:清代的顾世澄所撰《疡医大全》一书,用核桃壳灸治疗外科疮疡:"桃壳灸法:大核桃劈开,去肉,壳背钻一孔,内填溏鸡屎令满。将有屎一面合毒顶上,孔外以艾灸之。不论壮数,惟取患者为快。壳热另换一壳,如法灸之,其毒立好。"广安门医院的李志明和叶成鹄(音胡)等老一辈针灸家改进了上述方法,将核桃壳镶嵌在眼镜架上,就成了隔核桃壳眼镜架灸,是眼灸疗法的操作方法之一。核桃壳灸,亦称隔核桃壳灸、桃壳灸、核桃灸、核桃皮灸、隔核桃壳眼镜架灸等。

(3)眼灸器隔物灸:眼灸治疗器呈一长方框形,上及眉上缘,下及眼眶下缘,两侧至眶外缘,鼻侧框下缘鼻根部留有三角形凹陷,与鼻根相合。治疗前先在鼻面部铺3层药液浸透纱布(开水浸泡菊花、决明子、黄连等中药,纱布拧干不滴水),眼灸治疗器放平稳,内置一薄层姜末,姜末干湿适中,以不流姜汁为佳,姜末厚度0.5 cm,小艾炷在中间和两侧共三壮,以患者感觉温和舒适为度。

4. 眼灸适应证

常用于近视眼、急慢性结膜炎、远视眼、睑腺炎、角膜炎、老年性白内障、先天性内外斜视,对视神经萎缩、视网膜色素变性、中心性视网膜病变等眼病也有一定疗效。

第八节 耳 灸

【定义】

耳灸是指以耳灸器作为灸具进行施灸的一种温灸器灸法,是通过综合经络、腧穴、药物、艾灸四者的共同作用来防治疾病的一种中医外治疗法。耳灸器还包括耳道施灸的吹灸仪、温管灸器。耳灸是梅花针灸学派特色灸法之一。

【学习目的】

掌握耳灸的基本操作技术和基本知识,掌握该法的适应证。

【实训方法】

(1)运用互动式体验实训教学法,实训耳灸疗法。

(2)指导老师通过 PPT 多媒体教学,系统讲解耳灸疗法,演示本法操作步骤。

(3)学生分组练习,分别作为操作者和受术者体验耳灸的保健治疗作用。

(4)实训教学之后,学生完成实训报告,积极查阅文献,了解本法的最新研究进展。

(5)经考核合格后,方可单独为患者操作治疗。

【要点内容】

1. 术前准备

(1)术前检查:做耳灸器的常规安全检查。

(2)施灸部位:在耳郭外表面施灸。

(3)体位选择:根据患者情况选择适宜体位,全身放松,暴露治疗部位。

(4)其他辅助用品:耳灸器、艾绒或艾条、打火机、血管钳、75％或 95％酒精棉球、无菌纱布、消毒弯盘、酒精灯、垃圾缸。

(5)患者准备:实施耳灸治疗前应加强与患者的交流,告知耳灸的注意事项,以便患者配合。缓解患者紧张情绪,使其身体及精神放松。

(6)环境要求:环境卫生要求应符合 GB 15982—2012 的规定,保持环境安静、清洁卫生、温度适宜,具备排风设备。

2. 操作步骤

患者取侧卧位,全身放松。以耳部熏灸为例。

(1)取穴:在耳郭外表面施灸。

(2)消毒:对耳郭常规消毒。

(3)放置耳灸器:耳郭表面平铺一层纱布,向耳郭表面轻按压,与耳郭贴近,耳灸器开口处对准耳郭平放。

(4)调整灸温:点燃艾条段,根据患者反馈艾温调整艾条段的位置,共更换 2～3 次艾条段。

(5)灸后处理:最后一壮艾条段燃尽,清理耳灸器。

3. 关键技术

(1)耳灸法的选择:根据患者体质选择合适的体位,根据病情选择相应的药艾条以及施灸方法。

(2)灸温的控制:艾条段的大小、远近是控制艾温的因素之一,与患者沟通艾热信息,予以适当调节。

(3)灸时与灸量:每次灸治时间一般为 15～30 分钟,慢性病治疗疗程较长。

4. 注意事项

(1)患者在大汗后、劳累后、精神紧张或饥饿时不宜进行该疗法治疗,舒适的体位能够使患者持久治疗。

（2）治疗期间要注意治疗温度，以灸后皮肤潮红为度，防止灸温过高发生烫伤，或艾炷滚落发生烫伤。

（3）治疗室内应有排烟设备，及时排烟或通风。

（4）治疗结束后，嘱患者休息 5～10 分钟再离开诊室，避免灸后受凉。

（5）注意是否出现晕灸，如发生晕灸应及时处理。

（6）嘱患者灸后注意保暖，适当休息，避免熬夜、受凉、久视。

（7）清淡饮食，避免寒凉、辛辣肥甘之品及酒类，以免影响疗效。

5. 灸后水泡的处理

灸后皮肤出现红晕是正常现象，若艾火热力过强，施灸过重，皮肤易发生水泡，小水泡一般不需处理，水泡较大按烫伤处理。

6. 禁忌

（1）过敏体质者、局部皮肤破损者、严重内科疾病患者禁用本疗法。

（2）有精神疾患不能配合治疗者禁用本疗法。

（3）小儿及其他不能配合治疗者禁灸，以防发生烫伤。

【临床应用】

（1）耳科热证、实证、寒证、虚证，以相应药物配制的艾条辨证施灸。

（2）脑病、脑神经病变可配合耳灸治疗。

【操作流程】

在使用过程中，我院护理专家初步制订了耳灸护理治疗技术的护理操作流程、护理操作规范（试行）以及注意事项。

【知识点】

耳为肾之窍，手足少阳之脉分布于耳，足太阳膀胱经、手太阳小肠经等均循于耳周，故耳通过经络与体内五脏六腑产生密切联系。

《阴阳十一脉灸经》中就有"耳脉"的记载，《内经》则较详尽地论及耳与经脉、经别、经筋、脏腑气血的关系，以及借耳诊治疾病的经验。如《灵枢·邪气脏腑病形》曰："十二经脉，三百六十五络，其气血皆上注于目而走空窍……其别走于耳而为听。"

耳与经络有着密切联系。循行于耳前的经脉与手足三阳经关系最为密切，六条阴经虽不直接入耳，但通过经别与阳绎相合与耳贯通。此外，手足少阴太阳足阳明之络汇于耳中。

耳不仅与经络密切相关，与脏腑也紧密相连。如《素问·脏气法时论》云："肝病者……虚则……耳无所闻，……气逆则头痛，耳聋不聪。"《素问·玉机真脏论》又云："脾……不及则令人九窍不通。"《难经·四十难》曰："肺主声，令人闻声。"《灵枢·脉度》说："肾气通于耳，肾

43

和则耳能闻五音矣。"

【治疗耳鸣耳聋文献】

古代文献对耳鸣耳聋灸疗方法的记载,多为艾炷灸,但也有一些特殊方法,如一些配合药物的灸法,药物有豆豉、地黄、杏仁、附子、苍术核、降香;还有一些因耳部的特殊位置使艾灸不易操作,从而采用灸疗的方法,如《针灸资生经》中记载的苇筒灸,还有用泥饼覆耳、截箭竿置耳内以及"取纯羊新乌湿粪"的方法。

晋代王叔和《脉经·卷六》中曰:"肾病,春当刺涌泉,秋刺伏留,冬刺阴谷,皆补之,夏刺然谷,季夏刺太溪皆泻之,又当灸京门五十壮,背第十四椎百壮。"

唐代孙思邈《备急千金要方·卷六·七窍病》中记载泥灸、箭竿筒温灸之法治疗耳病,"又方:作泥饼子,厚薄如混沌皮,复耳上四边,勿令泄气,当耳孔上以草刺泥饼,穿作一小孔,于上以艾灸之百壮,候耳中痛不可忍即止,侧耳泻却黄水出尽,即瘥。当灸时,若泥干,数易之。""又方:截箭竿二寸内耳中,以面拥四畔,勿令泄气,灸筒上七壮。"

明代徐春甫《古今医统大全·卷二十六·耳证门》中曰:"灸暴耳聋法:用鸡心槟榔一个,以刀从脐剜取一窍如钱耳大,实以麝香,坐于所患耳内,从上以艾炷灸之,不过二三次效。"

周楣声《灸绳》中曰:"例1:李×,男,成年,左耳轰轰作响,连续不断,已有六七天。左心俞压痛(++),神道压痛(+),熏灸左心俞,灸感沿脊柱左侧上传,行抵大椎附近,即斜行折入左耳。左耳深处发热,并吱吱作响。感应消失后停灸,耳鸣当即减轻。5小时后又恢复原有症状,再用原法,共5次,逐步减轻而停灸。"

【治疗聤耳文献】

古代文献对聤耳的取穴记载多为局部取穴,以耳周穴位为主,这些穴位通关开窍、散风活络以调和耳部气血,可达聪耳启闭之效。另外合谷属手阳明大肠经,为原穴,为治疗本病的特效穴。古代文献对本病的灸疗方法多为艾炷灸,可配合针刺。

唐代孙思邈《千金翼方·卷二十六·舌病第五》中曰:"又聤耳脓出。亦宜灸日三壮,至二百壮,侧卧张口取之。"

宋代王执中《针灸资生经·第六·聤耳》中曰:"下关,治聤耳,有脓汁出。耳门,治耳有脓汁出,生疮,膍耳,聤耳,耳鸣如蝉声,重听无听闻。风池,治耳塞。听宫,治耳如物填塞。聤耳脓出,上关,日三壮至二百。"

元代王国瑞《针灸玉龙经·玉龙歌》中曰:"耳聋气闭不闻音,痛痒蝉吟总莫禁。红肿生疮须用泻,只从听会用金针。听会:在耳珠前陷中,口开方可下针。横下针刺半寸,灸二七壮。若人患耳即成聋,下手先须觅翳风。项上倘然生疬子,金针泻动号良工。翳风:在耳后陷中,开口得穴。针入半寸,泻之,灸七壮。"

周楣声《灸绳·五官口齿喉舌病》记载耳病:"例1:王×,女,18岁。右侧化脓性中耳炎,鼓膜穿孔,迁延三月余。近日右耳屏处也出现肿胀,中心有小脓栓。右合谷压痛

（＋），右手三里压痛（＋＋），左侧压痛（＋）。在右手三里用熏灸，灸感隐隐沿手阳明经上传，由肩曲折入耳，耳内发痒，有蚁行感。感应停止停灸，次日复诊，脓水大减。灸至第3次，在耳屏上拔出脓栓一个，长约 4 mm，细长而硬，有如木刺。又续灸 2 次，症状基本消失而停灸，但尚遗有轻度听力障碍。"

第九节　鼻　　灸

【定义】

鼻灸是指以鼻灸器作为灸具进行施灸的一种温灸器灸法，是通过综合经络、腧穴、艾灸、药物四者的共同作用来防治疾病的一种中医外治疗法。鼻灸主要用于治疗鼻部及周围器官的疾病。

【学习目的】

掌握鼻灸的基本操作技术和基本知识，掌握该法的适应证。

【实训方法】

(1)运用互动式体验实训教学法，实训鼻灸疗法。

(2)指导老师通过 PPT 多媒体教学，系统讲解鼻灸疗法，演示本法操作步骤。

(3)学生分组练习，分别作为操作者和受术者体验鼻灸的保健治疗作用。

(4)实训教学之后，学生完成实训报告，积极查阅文献，了解本法的最新研究进展。

(5)经考核合格后，方可单独为患者操作治疗。

【要点内容】

1. 术前准备

(1)术前检查：做鼻灸器的常规安全检查。

(2)穴位选择：鼻部整体施灸。

(3)体位选择：治疗时患者取仰卧位，全身放松，暴露面部。

(4)其他辅助用品：鼻灸器、打火机、血管钳、75％或 95％酒精棉球、无菌纱布、消毒弯盘、酒精灯、垃圾缸。

(5)患者准备：实施鼻灸治疗前应与患者充分沟通，告知鼻灸的注意事项，以便患者配合。缓解患者紧张情绪，使其身体及精神放松。

(6)环境要求：环境卫生要求应符合 GB 15982—2012 的规定，保持环境安静、清洁卫生、温度适宜，具备排风设备。

2. 操作步骤

患者取仰卧位，全身放松。以督脉鼻灸器为例。

（1）取穴：鼻局部。

（2）消毒：进行鼻部常规消毒。

（3）固定鼻灸器：面部平铺2层无菌纱布，放置鼻灸器，鼻灸器内置姜末，铺平，艾炷放在姜末表面。

（4）更换艾炷：艾炷摆放均匀，于靠近鼻头部位置的姜末表浅处，摆放小艾炷。艾炷熄灭后抹平艾灰，更换3～5次艾炷。

（5）灸后处理：最后一壮艾炷燃尽，取下鼻灸器架，清洁鼻灸器。

3. 关键技术

（1）鼻灸法的选择：根据病情、年龄选择合适的药物和鼻灸法。

（2）灸温的控制：艾炷的大小、艾炷的壮数、隔衬物的厚薄皆是影响灸温的因素。第一壮施灸时隔衬物温度逐渐升高，艾炷熄灭时达到顶峰，根据患者的温度反馈，调整2壮艾炷之间间隔的时间及艾炷的大小、摆放的间隔距离。

（3）灸时与灸量：艾炷的数量及大小决定灸时的长短，患者的病情及治疗需要决定灸量。

4. 注意事项

（1）患者在大汗后、劳累后、精神紧张或饥饿时不宜进行该疗法治疗，舒适的体位能够使患者持久治疗。

（2）治疗期间要注意治疗温度，以皮肤潮红为度，嘱患者减少面部左右移动，防止烫伤面部皮肤。

（3）治疗室内应有排烟设备，及时排烟或通风。

（4）治疗结束后，嘱患者休息5～10分钟再离开诊室，避免灸后受凉及晕灸。

（5）注意患者是否出现晕灸，如发生晕灸应及时处理。

（6）嘱患者灸后注意保暖，适当休息，避免熬夜、受凉。

（7）清淡饮食，避免寒凉、肥甘之品及酒类，以免影响疗效。

5. 灸后水泡的处理

控制灸温，尽量杜绝鼻面部出现水泡。灸后皮肤出现红晕是正常现象，若艾火热力过强，施灸过重，皮肤易起水泡。小水泡无须处理；如果水泡较大，以酒精棉球自上而下常规消毒3遍，用一次性无菌针头沿水泡下缘平刺，待泡液自然流出，再以消毒干棉球按压干净即可。

6. 禁忌

（1）过敏体质者、局部皮肤破损者、严重内科疾病患者禁用本疗法。

（2）有精神疾患不能配合治疗者禁用本疗法。

【临床应用】

（1）主要用于治疗鼻炎及副鼻窦炎。

（2）鼻为肺之外窍，可用于肺系疾病的治疗，寒热虚实病证皆可应用。

【操作流程】

在使用过程中,我院护理专家初步制订了鼻灸护理治疗技术的护理操作流程、护理操作规范(试行)以及注意事项。

【知识点】

鼻灸是指在鼻表面直接施灸的一种隔物灸法。灸法治疗鼻病历史悠久,古人多取鼻周局部穴位及远部穴位施灸。贺成功改进隔物灸操作方法,将姜末平铺于鼻表面,放置艾炷在鼻部施灸治疗鼻部疾病,后又发明鼻灸器,更进一步方便了鼻灸疗法操作,使鼻灸具有了温灸器灸法的特点。

鼻与脏腑经络有着密切联系。鼻是经络、气血密布之处,通过经络与脏腑各部都联系起来。《灵枢·邪气脏腑病形》说:"十二经脉,三百六十五络,其血气皆上于面而走空窍⋯⋯其宗气上出于鼻而为嗅。"鼻是手、足阳明经与督脉交会之处,此外手少阳小肠、足太阳膀胱、任脉亦循行于鼻部,故鼻为阴阳会合、诸经聚集之处,气血运行尤为旺盛,脏腑、气血的变化都可反映于鼻。

古人根据鼻部色泽、形态的变化诊断疾病。祖国医学的鼻灸是以鼻部"色诊"的理论为基础,通过鼻部皮肤色泽变化来诊治疾病为依据发展而来的。《灵枢·五色》中说:"五色独决于明堂⋯⋯明堂者,鼻也。"《灵枢·五阅五使》中说:"五色之见于明堂,以观五脏之气。"即通过观察鼻部色泽变化可以测知病生于何脏何腑。《素问·五脏别论》中言:"五气入鼻,藏于心肺。"《疮疡全书》中说:"鼻居面中,为一身之血运。"提出鼻对全身气血及心肺之功能活动有重要作用。

【鼻息肉文献】

(1)元代王国瑞《扁鹊神应针灸玉龙经》:"针灸歌:鼻中息肉气难通,灸取上星辨香臭。"

(2)明代张景岳《景岳全书·上卷·杂证谟》:"囟会灸七壮,治鼻痈鼻痔⋯⋯通天灸七壮,灸后鼻出鼻积方愈。"

(3)清代李学川《针灸逢源·卷五·鼻病》:"鼻痔息肉,通天、囟会各灸七壮效。"

(4)周楣声《灸绳·五官口齿喉舌病》中记载鼻病:"姚×龙,男,26岁。左侧鼻息肉已4年之久。流清涕,呼吸不畅,头痛,语音重浊。灵台压痛(++)。先试行熏灸1次,灸感直上过头顶正中进入鼻腔,证明病与穴之间联系确实。直接灸灵台,造成灸疮,约60日灸疮愈合,在此过程中,曾在原处加灸2次,灸后30天左右,患鼻开始有黄色污水外流,呈间断性,一两日或三四日排出一次,每次1毫升左右。赘生物渐缩小,手已摸不着,呼吸较前通畅,症状约可减轻一半。至45日左右,右鼻(健侧)突然发生梗塞,肉眼可以看见有块状物凸出。可以左右侧轻重交替。至60日左右,两侧症状均见减轻。"

【鼻渊文献】

(1)唐代孙思邈《千金翼方·卷二十六·鼻病》:"鼻塞不通:鼻中壅塞。针手太阳入三分,在小指外侧后一寸白肉际宛宛中。"

(2)明代张介宾《类经图翼·十一卷·诸证灸法要穴》:"鼻渊,上星、曲差、印堂、风门、合谷。"

(3)清代吴亦鼎《神灸经纶·卷三·首部证治》:"鼻渊,上星、曲差、风门、合谷。"

(4)周楣声《灸绳·五官口齿喉舌病》中记载鼻病:"例5:张×光,男,48岁,副鼻窦(额窦)炎,前额疼痛不适,已4年,近加剧,鼻腔分泌物增多,有脓血,发热(38.5℃)。第六胸椎压痛(＋),熏灸,感应不鲜明,乃改在手阳明经探索,当触及曲池穴时,患者突然全身一动,说是酸得很厉害,当即改灸曲池(双),灸感发生与传布均极迅速,直上至肩,由两耳前上方进入前额,头部沉重胀痛反而更见增加。患者恐惧,嘱其忍受,约30分钟后感到轻快,效果可保持8小时。以后每日各灸左右曲池1次,灸至第5天时,排出硬结之积脓1块,腥臭异常,至第7天时,又排出臭脓许多,10天后,症状全部消失而停灸。"

【鼻衄文献】

(1)《备急千金要方·卷六上》:"治鼻出血不止方:衄时痒痒,便灸足大指节横理三毛中十壮,剧者百壮。衄不止,灸之。并治阴卵肿。""又灸风府一穴四壮。不止,又灸。""又灸涌泉二穴各百壮。"

(2)《扁鹊心书·卷中》:"伤寒衄血:凡鼻衄不过一二者,气欲和也,不汗而愈。若衄至升斗者,乃真气脱也,针关元入三寸,留二十呼,血立止,再灸关元二百壮,服金液丹。不然,恐成虚劳中满。"

(3)《脉因证治·上卷》:"衄血方:治出于肺经,如不止,用寒水纸于胸、脑、大椎三处贴之……大椎、哑门灸之亦止。"

(4)《类经图翼·十一卷·诸证灸法要穴》:"衄血:上星(灸一壮即止,一日须七七壮,少则不能断根)、囟会(亦如上星)、百劳、风门、膈俞、脊骨、合谷、涌泉。"

第十节 胸 阳 灸

【定义】

胸阳灸是指以胸阳灸灸盒作为灸具进行施灸的一种温灸器灸法,也是通过综合经络、腧穴、艾灸、隔衬药物等四者的共同作用来防治疾病的一种中医外治疗法。

【学习目的】

掌握胸阳灸的基本操作技术和基本知识,熟悉该法的适应证。

【实训方法】

(1)运用互动式体验实训教学法,实训胸阳灸疗法。

(2)指导老师通过 PPT 多媒体教学,系统讲解胸阳灸疗法,演示本法操作步骤。

(3)学生分组练习,分别作为操作者和受术者体验胸阳灸的保健治疗作用。

(4)实训教学之后,学生完成实训报告,积极查阅文献,了解本法的最新研究进展。

(5)经考核合格后,方可单独为患者操作治疗。

【要点内容】

1. 术前准备

(1)术前检查:做胸阳灸灸盒的常规安全检查。

(2)灸法选择:胸阳灸灸盒具有 11 种用法,在穴位、经络体表循行线施灸或在脐腹局部一个较大的面施灸;不放药物、不化脓的温和灸,放置隔衬药物的隔物灸,灸后起泡化脓的化脓灸。

(3)体位选择:治疗时患者取适宜疾病治疗的仰卧位或俯卧位,全身放松,暴露胸背部位,先在前胸施灸,再在后背施灸,或前后交替施灸。

(4)其他辅助用品:艾条或艾绒,盐或生姜,胸阳灸灸盒,打火机或火柴,血管钳,75%或 95%酒精棉球,无菌纱布,消毒弯盘,酒精灯,垃圾缸。

(5)患者准备:实施胸阳灸应在治疗前与患者加强沟通交流,告知胸阳灸的注意事项,以便患者配合。缓解患者紧张情绪,使其身体及精神放松。

(6)环境要求:环境卫生要求应符合 GB 15982—2012 的规定,保持环境安静、清洁卫生、温度适宜,具备排风设备。

2. 操作步骤

患者取坐位,全身放松。以膻中灸、大椎灸为例。

(1)取穴:定取膻中穴、大椎穴。

(2)消毒:对选取的穴位常规消毒。

(3)胸阳灸顺序:艾条段或艾炷点燃后放入胸阳灸灸盒治疗网,先将胸阳灸灸盒放在前胸施灸,对准膻中穴,再移至后背大椎穴施灸,或单独在前胸或后背施灸,或在前胸、后背交替施灸。

(4)调整艾条:艾条燃烧后距离穴位越来越远,同时产生艾灰,均能影响艾温,及时调整艾条的位置,清理艾灰,有利于保持艾温的恒定。

(5)灸后处理:最后一段艾条燃尽,取下胸阳灸灸盒,除掉艾灰。

3. 关键技术

(1)取穴:准确定取膻中穴、大椎穴。

(2)消毒:对选取的穴位进行常规消毒。

(3)准备艾炷或隔衬物:灸材可以用艾条段或艾炷,艾炷需要治疗前准备妥当;如进行隔物灸,还需备齐隔衬物,如姜末、生姜片等。

(4)放置胸阳灸灸盒:胸阳灸灸盒平放于腹部,艾条段或艾炷点燃后放在灸盒治疗网中央,对准膻中穴或大椎穴。

(5)灸后处理:最后一段艾条燃尽,取下胸阳灸灸盒,除掉艾灰。

4. 注意事项

(1)患者在大汗后、劳累后、精神紧张或饥饿时不宜进行该疗法治疗,舒适的体位能够使患者持久治疗。严重内科疾患及其他不能配合治疗者禁用或慎用该疗法。

(2)治疗期间要注意治疗温度,以皮肤潮红为度,灸感传导自然出现自然消失。

(3)胸阳灸灸盒自带排烟设备或艾烟处理装置,应及时排烟或通风。

(4)治疗结束后,嘱患者休息5~10分钟再离开诊室,避免灸后受凉及晕针。

(5)注意患者是否出现晕灸,如发生晕灸应及时处理。

(6)嘱患者灸后注意保暖,适当休息,避免熬夜、受凉。

(7)清淡饮食,避免寒凉、肥甘之品及酒类,以免影响疗效。

5. 灸后水泡的处理

治疗前针对灸法可能出现的情况与患者进行充分沟通。灸后皮肤出现红晕是正常现象,若艾火热力过强,施灸过重,皮肤易起水泡。小水泡无须处理;如果水泡较大,以酒精棉球常规消毒,用一次性无菌针头沿水泡下缘平刺,待泡液自然流出,再以消毒干棉球按压干净即可。

【临床应用】

每年于三伏天进行冬病夏治。用于临床治疗,寒热虚实病证皆可应用。

【操作流程】

在使用过程中,我院护理专家初步制定了胸阳灸护理治疗技术的护理操作流程、护理操作规范(试行)以及注意事项。胸阳灸的应用提高了护理治疗技术水平。

【知识点】

胸阳灸是使用胸阳灸灸盒在前胸和后背部施灸的一种温灸器灸法,具有振奋胸中阳气、祛除阴寒邪气的作用,是一种前后配穴法的具体应用,用于治疗心肺、中上焦以及胸背头面上肢疾病等。在胸背部施灸有振奋胸中阳气,祛除阴寒邪气,激发、增强宗气,加强心肺功能的作用。

1. 经络脏腑分布

心肺居胸中,以阴阳分之,心为阳中之阳,肺为阳中之阴。宗气由水谷之精气和肺吸入之清气在胸中形成。宗气具有贯心脉、行呼吸的作用。《灵枢·邪客》中云:"五谷入于胃也,其糟粕、津液、宗气分为三隧。故宗气积于胸中,出于喉咙,以贯心脉,而行呼吸焉。"

使用胸阳灸灸盒在后背大椎至第12胸椎之间的区域施灸,该区域中间有督脉,两侧为膀胱经第一第二侧线经过,除督脉穴和膀胱经腧穴、背俞穴外,督脉两侧分布有华佗夹脊穴,手足六阳经在大椎穴与督脉交会。督脉为诸阳之统帅,又称"阳脉之海"。太阳主一身之表,统一身之营卫,司一身之气化。足太阳膀胱经在《十一脉灸经》中被称为"巨阳脉",《素问·热论》云:"巨阳者,诸阳之属也。"故头面心肺等多种疾病均可在心俞与至阳上下的胸椎两侧区域内,出现不同的病理反应现象及病理反应物,周楣声教授特将这一区域称为"阳光普照区",在这一区域选穴应用灸针治疗称为"阳光普照法"。正如《灸绳·灸赋》云:"心为阳,背为阳,阳中之阳,求至阳之上下……"

前胸正中及两侧有任脉、肾经、胃经、脾经循行,手三阴经的走向规律是从胸走手。膻中穴在胸骨正中,是任脉穴、八会穴之气会,心包之募穴,又称中丹田,能调畅胸中气机。中府肺经募穴,为肺脏精气汇聚之所。

2. 施灸方法

穴位定点施灸:胸阳灸灸盒的特殊结构特点,决定了可以在单独一个或数个腧穴灸治,比如灸寒热之法用大椎穴,艾灸膻中调畅气机。如《素问·骨空论》云:"灸寒热之法,先灸项大椎,以年为壮数;次灸橛骨,以年为壮数。"

放置药物隔物灸:胸阳灸既可在胸背部进行温和灸,也可在灸盒内放置药饼或鲜姜末进行隔物灸。药饼的配方根据所治病症辨证选用,散寒通络方、温阳益气方、化痰理气方、活血化瘀方,分别用于治疗寒湿痹阻经络、阳虚气少、痰凝气滞阻络、气滞血瘀所致病证。此外,还可与肢体灸、头颈灸、脐腹灸、按摩灸、吹灸、通脉温阳灸等其他温灸器灸法联用,治疗脏腑肢体疾病。

3. 胸阳灸功效

胸阳灸灸法可以治疗胸背心肺上焦等局部病证和头面神志病证,体现了"经脉所过,主治所及"的针灸治疗特点。寒热虚实病证皆适宜,《灸绳·灸赋》云:"虚热用灸,元气周流;实热用灸,郁结能瘳;表热可灸,发汗宜谋;里热可灸,引导称优。热能就燥,寒以温酬。火郁宜发,早有嘉猷。同声相应,同气相求,开门逐贼,顺水行舟。"

第十一节　脐　腹　灸

【定义】

脐腹灸是指以脐腹灸灸盒作为灸具进行施灸的一种温灸器灸法,也是通过综合经络、腧穴、艾灸、隔衬药物四者的共同作用来防治疾病的一种中医外治疗法。

【学习目的】

掌握脐腹灸的基本操作技术和基本知识,熟悉该法的适应证。

【实训方法】

(1)运用互动式体验实训教学法,实训脐腹灸疗法。

(2)指导老师通过 PPT 多媒体教学,系统讲解脐腹灸疗法,演示本法操作步骤。

(3)学生分组练习,分别作为操作者和受术者体验脐腹灸的保健治疗作用。

(4)实训教学之后,学生完成实训报告,积极查阅文献,了解本法的最新研究进展。

(5)经考核合格后,方可单独为患者操作治疗。

【要点内容】

1. 术前准备

(1)术前检查:做脐腹灸灸盒的常规安全检查。

(2)灸法选择:脐腹灸灸盒具有 11 种用法,可在穴位、经络体表循行线或脐腹局部一个较大的面进行施灸。有不放药物、不化脓的温和灸,放置隔衬药物的隔物灸,灸后起泡化脓的化脓灸。

(3)体位选择:治疗时患者取适宜疾病治疗的仰卧位,全身放松,暴露脐腹部位。

(4)其他辅助用品:艾条或艾绒、盐或生姜、脐腹灸灸盒、打火机、血管钳、75%或95%酒精棉球、无菌纱布、消毒弯盘、酒精灯、垃圾缸。

(5)患者准备:实施脐腹灸应在治疗前与患者加强沟通交流,告知脐腹灸的注意事项,以便患者配合。缓解患者紧张情绪,使其身体及精神放松。

(6)环境要求:环境卫生要求应符合 GB 15982—2012 的规定,保持环境安静、清洁卫生、温度适宜,具备排风设备。

2. 操作步骤

患者取坐位,全身放松。以神阙灸为例。

(1)取穴:定取神阙穴。

(2)消毒:对选取的穴位进行常规消毒。

(3)准备艾炷或隔衬物:灸材可以用艾条段或艾炷,艾炷需要治疗前准备妥当;如进行隔物灸,还需备齐隔衬物,如盐、生姜片、姜末等。

(4)放置脐腹灸灸盒:脐腹灸灸盒平放于腹部,艾条段或艾炷点燃后放在灸盒治疗网中央,对准神阙穴。

(5)灸后处理:最后一段艾条燃尽,取下脐腹灸灸盒,除掉艾灰。

3. 关键技术

(1)治疗部位的选择:根据疾病及治疗目的,选择穴位、体表循行线或灸盒覆盖的腹部施灸。

(2)灸法的选择:温和灸、化脓灸、隔物灸任选其一。

(3)隔衬物的制备:隔姜灸需制备两种灸材。一是姜末,将生姜切成黄豆粒大小,平铺于灸盒底部;二是制备姜片,生姜片厚度 2～3 mm,用于插孔,生姜需 1 年以上的老姜。

姜末或姜片需提前制备好,不可从冰箱拿出来直接使用,需稍稍加热后再用。

(4)灸温控制:温和灸,皮肤潮红即可;如化脓灸,温度较高,灼热感强,需患者知情同意、配合。

4. 注意事项

(1)患者在大汗后、劳累后、精神紧张或饥饿时不宜进行该疗法治疗,舒适的体位能够使患者持久治疗。

(2)治疗期间要注意治疗温度,以皮肤潮红为度,灸感传导自然出现自然消失。

(3)脐腹灸灸盒自带排烟设备或艾烟处理装置,应及时排烟或通风。

(4)治疗结束后,嘱患者休息 5～10 分钟再离开诊室,避免灸后受凉。

(5)注意患者是否出现晕灸,如发生晕灸应及时处理。

(6)嘱患者灸后注意保暖,适当休息,避免熬夜、受凉。

(7)清淡饮食,避免寒凉、肥甘之品及酒类,以免影响疗效。

5. 灸后水泡的处理

治疗前针对灸法可能出现的情况与患者进行充分沟通。灸后皮肤出现红晕是正常现象,若艾火热力过强,施灸过重,皮肤易起水泡。小水泡无须处理;如果水泡较大,以酒精棉球严格消毒,用一次性无菌针头沿水泡下缘平刺,待泡液自然流出,再以消毒干棉球按压干净即可。

6. 禁忌

(1)过敏体质者、局部皮肤破损者、严重内科疾病患者禁用本疗法。

(2)有精神疾患不能配合治疗者禁用本疗法。

【临床应用】

每年于三伏天进行冬病夏治;也可用于临床治疗,寒热虚实病证皆可应用。

【操作流程】

在使用过程中,我院护理专家初步制订了脐腹灸护理治疗技术的护理操作流程、护理操作规范(试行)以及注意事项。

【知识点】

脐腹灸是指使用脐腹灸灸盒,在以神阙、阴交穴为中心的腹部进行施灸,用以治疗胃肠道以及泌尿生殖系统疾病的一种温灸器灸法。

周楣声教授认为,对以阴交穴为中心的腹部进行灸治,具有从阴引阳治疗阳证、肢体疾病以及脏腑疾病的作用。《灸绳·灸赋》中云,"肾为阴,腹为阴,阴中之阴,在阴交之周围""百川归海,前后相通"。使用脐腹灸灸盒可以单灸一个腧穴或整个腹部熏灸或放置药豆、生姜末进行隔物灸,也可以进行温和灸或化脓灸,治疗先天肾脏下焦疾病和后天脾胃中焦疾病。

1. 古代炼脐法

(1)《扶寿精方》蒸脐方。药物组成：荞麦(以水和为一圈,径寸余;脐大者,径2寸)6克,乳香6克,没药6克,虾鼠粪(即一头尖)6克,青盐6克,两头尖6克,川续断6克,麝香0.3克。

方剂主治：上部火或腹心宿疾,妇人月信不调,赤白带下,男子遗精白浊,或风热郁于腠理。

用法用量：上各为末,入荞麦圈内,置脐上,上覆槐皮(去粗,半分厚),加豆大艾炷,灸至腹内微作声为度,不可令内痛,痛则反损真气,槐皮觉焦即更新者,每年中秋日蒸1次。若患风气有郁热在腠理者,加女子月信拌药则易汗,汗出而疾痊愈。

(2)《遵生八笺·卷十八》蒸脐秘妙方。药物组成：麝香15克,丁香9克,青盐12克,乳香9克,木香9克,雄黄9克,五灵脂15克,小茴香15克,没药15克,虎骨15克,蛇骨15克,龙骨15克,朱砂15克,人参21克,附子21克,胡椒21克,白附子15克,夜明砂15克。上药研末,装瓶密封备用。

方剂主治：久嗽久喘,吐血寒劳,遗精白浊,阳事不起,下元冷弱,久无子嗣,以及妇人赤白带下,并治痰火等疾。

制备方法及用法用量：用量看人脐孔深浅,先将麝香填0.03~0.06克入脐中,次将药填实,上用荞麦面和匀作箍,照脐眼大小圈转按实在脐四围,再将药填其中令铺着实,次用银簪脚插脐中药上数孔,次盖槐皮1片如大钱,皮上以蕲艾壮灸烧至120壮,如汗不出,再灸,灸后保养月余。1年蒸脐4次。

(3)脐疗。脐疗的方法主要有药物敷脐、贴脐、填脐、熨脐、熏脐、灸脐等。《五十二病方》中有肚脐填药之记载,汉代张仲景在《金匮要略》中也记载了脐疗法。《黄帝内经》中记载了许多关于脐疗的论述。晋代葛洪《肘后方》则率先总结和提倡脐疗,开创了药物填脐疗法的先河。吴尚先《理瀹骈文》描述了当时治疗黄疸的方法,是把百部的根放在脐上,用酒和糯米饭盖之,至口中有酒气为度;又用干姜、白芥子敷脐,至口辣去之。

神阙穴在腹部中央,是任脉的重要经穴,与经络有非常密切的关系,中医称之为"十二经络之根""呼吸之门"。神阙穴居脐中央,任脉为经之海,因此刺激此穴对五脏六腑具有调节作用。又因脐部的皮肤比较薄,神经及血管比较丰富,它所支持的脏器包括有横膈膜、肝、脾、胃、肾上腺、输尿管、膀胱,因此该穴与五脏六腑、十二经脉、奇经八脉联系切,有比较强的吸收和传导能力。

2. 脐腹灸灸盒

脐腹灸灸盒是专为脐腹灸设计的艾灸工具。脐腹灸灸盒的特点：灸盒盒底分为凹形盒底和平底盒底;凹形盒底灸盒适应于腹部较胖的人群,平底盒底适应于腹部较平的人群。灸盒底覆盖一层不锈钢纱网,用于盛放新鲜姜末或干燥药豆,以便更换隔衬物。盒盖上设计有排气孔,可以与侧吸式艾烟净化器相连,在艾烟散发到空气中之前将艾烟净化掉,净化效果大大提高。

药豆制作法：肉桂、干姜、五倍子、公丁香、乳香、木香、葛根、党参、白术等药研成细粉,过 200 目筛,用黄酒调和,加工成绿豆大颗粒,干燥后装瓶备用。

操作方法:患者仰卧位,暴露腹部,局部用 75% 的酒精消毒,覆盖一层纱布,脐腹灸灸盒放在纱布上,盒内平铺一层新鲜姜末或干燥药豆,用作隔衬物,亦可不放药物进行温和灸。盒盖上留有排气孔,与侧吸式艾烟净化器相连,以达无烟治疗的目的。治疗时间、疗程以及是否进行化脓灸应根据临床需要而定。

3. 三种治疗方法

临床上根据灸盒内是否平铺隔衬药物,以及干性热源或湿性热源刺激皮肤分为湿热灸法和干热灸法:①湿热灸法是以新鲜的姜末、姜片、蒜泥、蒜片或施灸部位皮肤涂抹药膏、药糊等湿性药物为隔衬物的一种隔物灸,比如通脉温阳灸和脐腹灸以姜末为隔衬物施灸时就是一种湿热灸法。②干热灸法是以艾热、艾烟直接熏灸治疗部位或以多种药物加工制作的药豆、药饼等干性药物为隔衬物的一种灸法,比如直接熏灸穴位的温和灸,以及加热药豆吹灸穴位的无烟药豆吹灸,均属干热灸法。

以艾炷或艾条段为灸材,脐腹灸灸盒有三种使用方法:

一是脐窝内放置食盐填平,以新鲜的姜末为隔衬物平铺于灸盒盒底,以艾热、艾烟、生姜的湿热药性作用于腹部的经络、腧穴发挥治疗保健作用,是一种湿性灸法。

二是以艾热、艾烟直接熏灸治疗部位或以多种药物加工制作药豆、药饼等干性药物为隔衬物直接熏灸腹部的经络穴位,均属干性灸法。

三是灸盒内不放置任何隔衬物,艾条段放于灸盒内,艾热、艾烟直接熏灸腹部区域,灸时皮肤潮红,以患者能耐受为度,灸后不起水泡。

第十二节　点灸笔灸法

【定义】

点灸笔灸法是指以点灸笔和药纸作为灸具进行施灸的一种温灸器灸法,是通过综合经络、腧穴、艾灸、药物四者的共同作用来防治疾病的一种中医外治疗法。点灸笔灸法由周楣声教授发明,是一种微烟、疼痛轻微的灸法,用于治疗小儿腹泻、厌食、感冒或痛证,现在也用于快速点灸化脓。

【学习目的】

掌握点灸笔灸法的基本操作技术和基本知识,熟悉该法的适应证。

【实训方法】

(1)运用互动式体验实训教学法,实训点灸笔灸法。
(2)指导老师通过 PPT 多媒体教学,系统讲解点灸笔灸法,演示本法操作步骤。
(3)学生分组练习,分别作为操作者和受术者体验点灸笔灸法的保健治疗作用。

(4)实训教学之后,学生完成实训报告,积极查阅文献,了解本法的最新研究进展。

(5)经考核合格后,方可单独为患者操作治疗。

【要点内容】

1. 术前准备

(1)术前检查:做点灸笔及药纸的常规安全检查。

(2)穴位选择:一般选择 3～5 穴。

(3)体位选择:治疗时患者取适宜疾病治疗的坐位或卧位,全身放松,暴露治疗部位。

(4)其他辅助用品:点灸笔、药纸、打火机、血管钳、75%或 95%酒精棉球、无菌纱布、消毒弯盘、垃圾缸。

(5)患者准备:实施点灸笔灸法治疗前应加强与患者或其家属的沟通交流,告知点灸笔灸法的注意事项,以便患者配合。缓解患者紧张情绪,使其身体及精神放松。

(6)环境要求:环境卫生要求应符合 GB 15982—2012 的规定,保持环境安静、清洁卫生、温度适宜,具备排风设备。

2. 操作步骤

患者取坐位,全身放松。以小儿腹泻为例。

(1)取穴:定取耳尖、水分、天枢、命门、肾俞、足三里等穴。

(2)消毒:对选取的穴位进行常规消毒。

(3)固定药纸:一手将药纸的药面与皮肤贴紧、固定。

(4)快速施灸:另一手持笔快速在穴位点按 3～7 下,再更换下一个穴位。

(5)灸后处理:灸毕,药笔插入灭火帽熄灭。

3. 关键技术

(1)灸法的选择:早期用于小儿,具有微烟、快速、无痛、不起泡化脓的特点。现在也用于化脓灸,每穴点按 10～20 次。

(2)部位的选择:有在腧穴施灸,在体表循行线施灸(称条灸),在一个较大的面散点,在皮肤局部感染性病变外围灸。

(3)灸时与灸量:小儿施灸,每穴点按 3～7 下,数分钟即可治疗完毕;成人或痛证患者,可每天治疗 1～2 次。

(4)手法要点:为小儿操作时,快速点按,一触即离,无痛治疗。

4. 注意事项

(1)患者在大汗后、劳累后、精神紧张或饥饿时不宜进行该疗法治疗,舒适的体位有助于医生完成操作。

(2)治疗期间要注意治疗温度,以皮肤微微发红为度。

(3)灸量轻,一般不会晕灸,如发生晕灸应及时处理。

(4)嘱患者灸后注意保暖,适当休息,避免熬夜、受凉。

(5)清淡饮食,避免寒凉、肥甘之品及酒类,以免影响疗效。

5. 灸后水泡的处理

灸后皮肤出现红晕是正常现象,若艾火热力过强,施灸过重,皮肤易起水泡。即使是化脓灸操作,一般也多见小水泡,无须处理。

6. 禁忌

(1)过敏体质者、局部皮肤破损者、严重内科疾病患者禁用本疗法。

(2)有精神疾患不能配合治疗者禁用本疗法。

【临床应用】

(1)每年于三伏天进行冬病夏治,增强人们的体质。

(2)用于临床治疗,只要患者体质能够耐受治疗,寒热虚实病证皆可应用。

【操作流程】

在使用过程中,我院护理专家初步制订了点灸笔灸法护理治疗技术的护理操作流程、护理操作规范(试行)以及注意事项。

【知识点】

点灸笔灸是一种使用点灸笔治疗的无烟灸法,点灸笔既是灸材,又是施灸工具,由十几味名贵中药精制而成。艾烟污染始终是灸法治疗难以克服的问题,人们想了许多方法来解决此问题。艾烟是由艾条或艾炷燃烧释放出来的,因此从灸材入手是一个途径。早期用炭化灸材的方法,谷糠、麦糠与艾叶一同炭化,技术不过关,未有突破。周楣声教授在研究和使用古代内府雷火针、观音救苦针、阴证败毒针、阳燧锭等的基础上加以改进,制成了点灸笔,笔体纤细,微烟芳香,以治疗急性病和新病见长,取穴数个至几十个不等,每穴隔药纸点按5～7下。

1. 点灸笔组成

点灸笔又称"万应阳隧笔""周氏万应阳隧笔",由药纸和药笔两部分组成,其主要特点是收效快速、安全稳妥、操作简便、基本无痛、选穴灵活、微烟芬芳、适应范围广、节约时间,在1～2分钟内即可完成操作。药笔由人造麝香、肉桂、丁香、牙皂、乳香、没药、阿魏、川乌、草乌、冰片、硫黄、松香、细辛、白芷、蟾酥等名贵中药及适量的精制艾绒,加入甘草浸膏,拌和压缩成长条犹如笔的形状而成。施灸过程中,配以专用药纸,既可保护皮肤,使点灸后皮肤不变色、不起泡,同时更能增强药效,并保持2～4小时。

2. 点灸笔操作

施灸时先将药纸平铺在孔穴上,涂有药粉的一面贴近皮肤,无药粉的一面向外,药纸与皮肤之间不能有间隙,将笔点燃,对准孔穴中心及其周围快速点灸3～4下,用后注意将药笔插入所附的玻管中灭火。

临床应用时,根据手法轻重和是否起泡分为两种操作:①轻灸:手法应轻重适中,不能将药纸烧焦烧穿,有蚊咬样轻微疼痛即可,每点灸1次即略行更换位置,不宜重叠;

②重灸：对于病程缠绵难愈、较重的疾病，手法过轻达不到治疗要求，灸治使用重手法，治疗部位出现水泡，虽略有不适，但可提高疗效。

根据点灸部位大小和施灸方向，点灸笔操作可分为以下 4 种操作法：①腧穴灸：是对穴位点灸的方法，在所选腧穴中心及其周围快速点灸 5～7 下，不宜重叠，可呈梅花形；②片灸：是针对患处某一局部进行片状点灸，施灸范围视患处大小而定，治疗部位较腧穴灸面积大，又称面灸，临床用于治扭伤所致局部胀痛或弥漫性疼痛；③围灸：是对患处周围进行点灸，如同在患处周围加贴围药，使患部渐渐缩小，临床用于治疗疮疖肿、淋巴结肿大等局部病变；④条灸：根据经络分布与走向进行条状点灸，以达到疏通经络的目的，临床应用大多根据经络循行方向顺经或逆经施灸，也可根据神经走向施灸。以上 4 种施灸方法可以单用、交叉用或同时选用。

3. 点灸笔灸法适应证

周楣声认为，凡适应针灸的适应证都可使用点灸笔进行治疗，对全身多个系统的病证皆可应用，特别是对各种痛证和炎症性疾病收效迅速。取穴原则为单穴单用、双穴同取，以每日施灸 2 次治疗效果为佳。点灸笔灸法的补泻作用除与操作者有关外，还与所选腧穴的特殊治疗作用有关，选择关元、气海、命门具有扶正补虚的作用，选用脾俞、章门、胃俞、中脘具有健脾益胃、补益气血的作用。

第十三节　肢　体　灸

【定义】

肢体灸是指以肢体灸治疗器作为灸具进行施灸的一种温灸器灸法，也是通过综合经络、腧穴、艾灸、隔衬药物四者的共同作用来防治疾病的一种中医外治法。

【学习目的】

掌握肢体灸的基本操作技术和基本知识，熟悉该法的适应证。

【实训方法】

(1)运用互动式体验实训教学法，实训肢体灸疗法。
(2)指导老师通过 PPT 多媒体教学，系统讲解肢体灸疗法，演示本法操作步骤。
(3)学生分组练习，分别作为操作者和受术者体验肢体灸的保健治疗作用。
(4)实训教学之后，学生完成实训报告，积极查阅文献，了解本法的最新研究进展。
(5)经考核合格后，方可单独为患者操作治疗。

【要点内容】

1. 术前准备

(1)术前检查：做肢体灸治疗器的常规安全检查。

(2)灸法选择:肢体灸治疗器具有多种用法,有在四肢穴位、经络体表循行线或四肢局部一个较大的面施灸,有不放药物、不化脓的温和灸,有放置隔衬药物的隔物灸,以及灸后起泡化脓的化脓灸。

(3)体位选择:治疗时患者取适宜疾病治疗的仰卧位或俯卧位,全身放松,暴露四肢待灸部位。

(4)其他辅助用品:艾条、生姜、肢体灸治疗器、打火机、血管钳、75％或95％酒精棉球、无菌纱布、消毒弯盘、酒精灯、垃圾缸。

(5)患者准备:实施肢体灸应在治疗前加强与患者的沟通交流,告知肢体灸的注意事项,以便患者配合。缓解患者紧张情绪,使其身体及精神放松。

(6)环境要求:环境卫生要求应符合 GB 15982—2012 的规定,保持环境安静、清洁卫生、温度适宜,具备排风设备。

2. 操作步骤

患者取坐位,全身放松。以肢体熏灸为例。

(1)取穴:取整个肢体施灸。

(2)消毒:对选取的肢体进行常规消毒。

(3)准备艾条或隔衬物:灸材可以用艾条段,如进行隔物灸还需备齐隔衬物,如姜末。

(4)放置肢体灸治疗器:打开肢体灸治疗器,艾条段点燃后放在肢体灸治疗器内,将肢体灸治疗器放于患者肢体上,熏灸开始。

(5)灸后处理:待最后一段艾条燃尽,取下肢体灸治疗器,除掉艾灰。

3. 关键技术

(1)治疗部位的选择:根据疾病及治疗目的,选择四肢穴位、体表循行线或治疗器覆盖的肢体局部进行施灸。

(2)灸法的选择:温和灸、化脓灸、隔物灸任选其一,化脓灸主要作用在穴位上。

(3)隔衬物的制备:隔姜灸需制备姜末,将生姜切成黄豆粒大小,包裹肢体。

(4)灸温控制:温和灸,皮肤潮红即可;化脓灸,温度较高,灼热感强,需患者知情同意、配合。

4. 注意事项

(1)患者在大汗后、劳累后、精神紧张或饥饿时不宜进行该疗法治疗,舒适的体位能够使患者持久治疗。

(2)治疗期间要注意治疗温度,以皮肤潮红为度,灸感传导自然出现自然消失。

(3)肢体灸治疗器自带排烟设备或艾烟处理装置,应及时排烟或通风。

(4)治疗结束后,嘱患者休息 5～10 分钟再离开诊室,避免灸后受凉。

(5)注意是否出现晕灸,如发生晕灸应及时处理。

(6)嘱患者灸后注意保暖,适当休息,避免熬夜、受凉。

(7)清淡饮食,避免寒凉、肥甘之品及酒类,以免影响疗效。

5. 灸后水泡的处理

治疗前针对灸法可能出现的情况与患者进行充分沟通。灸后皮肤出现红晕是正常现象,若艾火热力过强,施灸过重,皮肤易起水泡。小水泡无须处理;如果水泡较大,以酒精棉球自上而下进行常规消毒3遍,用一次性无菌针头沿水泡下缘平刺,待泡液自然流出,再以消毒干棉球按压干净即可。

6. 禁忌

(1)过敏体质者、局部皮肤破损者、严重内科疾病患者禁用本疗法。

(2)有精神疾患不能配合治疗者禁用本疗法。

【临床应用】

(1)每年于三伏天进行冬病夏治,增强人们的体质。

(2)用于临床治疗,只要患者体质能够耐受治疗,寒热虚实病证皆可应用。

【操作流程】

在使用过程中,我院护理专家初步制订了肢体灸护理治疗技术的护理操作流程、护理操作规范(试行)以及注意事项。

【知识点】

在四肢部使用肢体灸灸盒、吹灸仪、灸架、多功能肢体熏灸盒、足灸盒等艾灸器械施灸的一种温灸器灸法,称为肢体灸。肢体灸是一种远端灸治方法,十二经之五输穴和原穴、八会穴、络穴均分布于四肢,临床用于治疗肢体局部病、近端的脏腑疾病以及精神神志疾病。肢体灸因使用肢体灸灸盒在整个肢体施灸,治疗脑血管疾病和神经压迫损伤所致肢体无力、疼痛、凉麻异感而得名。

1. 经络腧穴分布

(1)经脉分布:四肢是十二正经五输穴、原穴、络穴、郄穴等的主要分布区域,《灵枢·经脉篇》中详细论述了分布于四肢的手足三阳经、三阴经经脉循行以及脏腑属络。

十二皮部居于人体最外层,又与经络气血相通,是十二经脉功能活动反映于体表的部位,也是络脉之气散布之所在,分布区域是以十二经脉在体表的分布范围,及十二经脉在皮肤上的分属部分为依据而划分的。络脉及络穴,十五络脉,其中十二正经络穴分布于上下肢腕踝关节附近,络脉从络穴分出,分布于上下肢浅表部位。十二经别,是十二正经离、入、出、合的别行部分,是正经别行深入体腔的支脉。十二正经多从四肢肘膝附近的正经别出(离),经过躯干深入体腔与相关的脏腑联系(入),再浅出体表上行头项部(出),在头项部,阳经经别合于本经的经脉,阴经经别合于其相表里的阳经经脉(合)。十二经别按阴阳表里关系合成六组,故有"六合"之称。十二经筋,是十二经脉之气输布于筋肉骨节的体系,是附属于十二经脉的筋肉系统。其循行分布均起始于四肢末端,行于体表,不入内脏,结聚于关节、骨骼部,走向躯干头面。

（2）特定穴分布：除了背俞穴、腹募穴以外，特定穴中的五输穴、原穴、络穴、郄穴、八会穴、下合穴、八脉交会穴、交会穴等八种腧穴都集中分布于肘、膝关节的上、下肢体远端。特定穴不仅具有所有穴位共有的近治作用，即均能治疗该穴所在部位及其邻近组织、器官的病证；而且还具有更为重要的远治作用，即可以治疗远隔部位的脏腑、组织、器官的病证，甚至对全身产生整体影响；同时此处的某些穴位还具有双向良性调节作用。

神经解剖、生理学研究结果表明，手足是人体最主要的运动器官和感觉器官。支配全身各部分的神经控制中枢在大脑皮质投影区域的面积大小取决于全身各部分功能的重要性，即全身各部分运动功能的复杂程度和感觉功能的敏感程度，而与该部分的形态大小无关。大脑皮质投影区域面积的大小又取决于大脑皮质中枢神经细胞数量的多少以及神经细胞体积的大小。因此，身体某部分的神经控制中枢在大脑皮质投影区域的面积越大，表明该部分的功能越重要，且大脑最高神经中枢对该部分的调控也就越精细。人体手足与头部存在十分密切的联系，手、足的神经控制中枢在大脑皮质投影区域的面积远远大于整个躯干的投影区域面积。

2. 施灸方法

（1）面灸。面灸是指借助肢体灸灸盒在整个肢体施灸的方法。对于根性、干性坐骨神经痛，中风偏瘫，肢体感觉异常，痹病关节疼痛、酸楚、麻木等病证，可以使用肢体灸，在上下肢肢体施灸治疗，亦可在上下肢内外侧面或上下面施灸。

（2）穴位灸。借助肢体灸灸盒、艾炷灸治疗器、隔物灸治疗器、温针灸治疗器、按摩灸治疗器、吹灸仪等温灸器在上下肢体的经穴施灸，借助腧穴、艾灸、经络、药物的效用而起保健治疗作用。

（3）循经灸。沿十二经脉体表投影进行施灸，称为循经灸。循经艾炷灸是指借助艾炷灸治疗器在经络体表循行线施灸；循经隔物灸是指在体表循行线借助隔物灸治疗器行隔姜灸、隔蒜灸、隔附子饼灸；循经温和灸是指借助肢体灸灸盒在体表循行线熏灸，作用温和舒适，不起泡，不化脓。

施灸时艾热通过两个途径达到治疗作用：一是疏通表浅的络脉，进而到达经脉；二是通过穴位疏通经脉。经脉位置深，络脉位置表浅。《灵枢·经脉》中曰："经脉十二者，伏行分肉之间，深而不见；其常见者，足太阴过于外踝之上，无所隐故也。诸脉之浮而常见者，皆络脉也。"

第十四节　足　　灸

【定义】

足灸是指以足灸盒作为灸具进行施灸的一种温灸器灸法，也是通过综合经络、腧穴、艾灸、隔衬药物四者的共同作用来防治疾病的一种中医外治疗法。

【学习目的】

掌握足灸的基本操作技术和基本知识,熟悉该法的适应证。

【实训方法】

(1)运用互动式体验实训教学法,实训足灸疗法。

(2)指导老师通过 PPT 多媒体教学,系统讲解足灸疗法,演示本法操作步骤。

(3)学生分组练习,分别作为操作者和受术者体验足灸的保健治疗作用。

(4)实训教学之后,学生完成实训报告,积极查阅文献,了解本法的最新研究进展。

(5)经考核合格后,方可单独为患者操作治疗。

【要点内容】

1. 术前准备

(1)术前检查:做足灸盒的常规安全检查。

(2)灸法选择:足灸盒具有 4 种用法,有在足底穴位或局部施熏灸,不放药物、不化脓的温和灸,放置隔衬药物的隔物灸,足底按摩和艾灸结合的足底按摩灸。

(3)体位选择:治疗时患者取坐位或仰卧位,全身放松,足部平放于足灸盒上。

(4)其他辅助用品:艾条、生姜粒、足灸盒、打火机、血管钳、75％或 95％酒精棉球、无菌纱布、消毒弯盘、酒精灯、垃圾缸。

(5)患者准备:实施足灸应在治疗前加强与患者的沟通交流,告知足灸的注意事项,以便患者配合。缓解患者紧张情绪,使其身体及精神放松。

(6)环境要求:环境卫生要求应符合 GB 15982—2012 的规定,保持环境安静、清洁卫生、温度适宜,具备排风设备。

2. 操作步骤

患者取坐位,全身放松。以涌泉灸为例。

(1)取穴:定取涌泉穴。

(2)消毒:对选取的穴位进行常规消毒。

(3)准备隔衬物:灸材用艾条段;如进行隔物灸,还需准备隔衬物,如姜末。

(4)足灸盒施灸:艾条段点燃后固定在灸盒内,艾热从下向上传导,双足平放于足灸盒上面,对准涌泉穴。

(5)灸后处理:最后一段艾条燃尽,取下足灸盒,除掉艾灰。

3. 关键技术

(1)治疗部位的选择:足灸的应用是足灸盒的使用操作过程,针对疾病选择穴位施灸或全足熏灸。

(2)灸法的选择:温和灸、足底按摩灸、隔物灸任选其一。

(3)隔衬物的制备:隔姜灸需制备姜末,将生姜切成黄豆粒大小,平铺于足灸盒药槽,艾热从下向上传导。

(4)灸温控制:足灸以温和灸为主,温和舒适、皮肤潮红即可。

4. 注意事项

(1)患者在大汗后、劳累后、精神紧张或饥饿时不宜进行该疗法治疗,舒适的体位能够使患者持久治疗。

(2)治疗期间要注意控制灸温,以皮肤潮红为度。

(3)足灸盒自带排烟设备或艾烟处理装置,治疗后也要通风。

(4)治疗结束后,嘱患者休息5～10分钟再离开诊室,避免灸后受凉。

(5)注意患者是否出现晕灸,如发生晕灸应及时处理。

(6)嘱患者灸后注意保暖,适当休息,避免熬夜、受凉。

(7)清淡饮食,避免寒凉、肥甘之品及酒类,以免影响疗效。

5. 灸后水泡的处理

治疗前针对灸法可能出现的情况与患者进行充分沟通。灸后皮肤出现红晕是正常现象,若艾火热力过强,施灸过重,皮肤易起水泡。小水泡无须处理。足底施灸一般温控之后不会出现水泡。

6. 禁忌

(1)过敏体质者、局部皮肤破损者、严重内科疾病患者禁用本疗法。

(2)有精神疾患不能配合治疗者禁用本疗法。

【临床应用】

(1)每年于三伏天进行冬病夏治,增强人们的体质。

(2)用于临床治疗,只要患者体质能够耐受治疗,寒热虚实病证皆可应用。

【操作流程】

在使用过程中,我院护理专家初步制订了足灸护理治疗技术的护理操作流程、护理操作规范(试行)以及注意事项。

【知识点】

足灸疗法是使用各种足灸盒在足底施行熏灸、按摩灸、隔物灸的一种温灸器灸法。患者选择舒适的坐位,既可灸治一个腧穴,也可整足进行施灸。

1. 足部经络腧穴

(1)足部经络循行:足三阴经、足三阳经直行者及其支者行于足底、足背。

《灵枢·经脉篇》曰:"肾足少阴之脉,起于小指之下,邪走足心……循喉咙,挟舌本。"其筋"上至项,结于枕骨,与足太阳之筋合""肝足厥阴之脉,起于大指丛毛之际,上循足附上廉……连目系,上出额与督脉会于巅""脾足太阴之脉,起于大指之端……连舌本,散舌下。""膀胱足太阳之脉,起于目内眦……出外踝之后,循京骨至小趾外侧。""胆足少阳之脉,起于目锐眦……下出外踝之前,循足跗上,入小指次指之间。其支者别跗上,入大指之间,循大指歧骨内,出其端,还贯爪甲、出三毛。""胃足阳明之脉:起于鼻,交频中……下足跗,入中指内间。其支者,下三寸而别,下入中指外间。其支者别跗上,入大指间,出其端。"

（2）足底涌泉穴:涌泉是肾经之首穴,别名地冲、地街,亦乃肾所出之井穴。"井"意为谷井,喻山谷之泉,是水之源头。古云:"涌泉乃肾所出之井穴……肾者主水,故穴在足心,名曰涌泉。"《难经·六十五难》记载:"所出为井……万物之始生。"井穴为"五输穴之首",五输穴与五行相配,故井属木,有木之五行特性为生长、生发、柔和、舒畅。涌泉将肾之经气由井木向上生发滋润,故有滋益肾精之效。《灵枢·本输》曰:"肾出于涌泉……为井木。"

涌泉穴,位于足心,"涌"为外涌之出也,"泉"为泉水也,穴名意指体内肾经的经水由此外涌而出体表。《黄帝内经》云:"肾出涌泉,涌泉者,足心也。"涌泉为足底之要冲,为阴阳经气相交之处、根节之所在,是促使肾精调达顺畅的根本动力。

（3）足底反射区:足底反射区理论基础不断得到完善,逐渐构成了由经络学说、神经反射学、胚胎学全息理论、气血循环理论、筋膜学说等组成的理论体系。足部反射区,通过按摩、艾灸、针刺等刺激,具有促进血液循环、调节内分泌、调节各脏腑器官功能、提高机体防御能力、消除紧张状态使身心得到放松等多种功效。

①经络学说。十二正经及奇经八脉中足三阴经、阴维脉、阳维脉,阴跷脉、阳跷脉均以足部为始,而足三阳经以足部为终。经络内连脏腑,外络肢节,是气血运行的主要通道。因此,刺激足底反射区可通过刺激经络、穴位起到调和脏腑功能的作用。

②神经反射学说。足部反射区中大部分位置在骨缝之间,均为神经、血管、淋巴液的要道。刺激足部反射区产生神经冲动,传入大脑中枢神经,大脑经过综合分析,由传出神经传到效应器做出反应,通过神经反射作用和相对应的部位发生联系,激发人体的自我调节、修复能力,对该器官的功能起到调节作用,从而使机体逐渐达到稳态。

③全息理论。从生物全息论的角度看,足部区域相当于反映全身信息的一个全息胚。由于足部血管神经分布密集,经络相互贯通,足部与全身连通,因此,双足便是一个全息胚,是人体信息相对集中的地方,足部每一个反射区均与同名的器官有着类似的生物学特点。

④气血循环理论。刺激足底反射区,可诱导足底神经、血管和淋巴系统自我调节,加快血液循环,表现为毛细血管的扩张,影响机体血液的再分配。足部的位置远离心脏,血流速度最慢,当人体器官功能失调时,血液中的代谢产物和未被利用的物质更易沉积。而刺激足部反射区,不但能促进足部血液循环,加快代谢产物排泄,还可促进全身代谢,改善机体功能。

⑤筋膜学说理论。筋膜学说认为,筋膜遍布全身、相互连续,包绕所有的肌肉、神经、脉管及部分内脏器官以及器官之间的结缔组织。脏腑功能失调后所产生的病变,能通过筋膜反映在外表,表现为足底组织的硬结、酸楚、疼痛等。刺激足底经络或反射区的筋

膜,激发全身筋膜网,治疗其所经过部位的病变以及其联络脏腑的病理生理改变。

2. 足灸治疗器

足灸器,是足灸治疗的温灸器。患者取坐位,将足放在足灸器表面,艾条放置在足灸盒内部,从下向上熏灸。表面平铺姜末即隔姜足灸,表面设置按摩器即足底按摩与艾灸同时治疗。

足底熏灸盒:既可熏灸整个足底,也可熏灸单个穴位,比如涌泉穴。

按摩足灸盒:是将足底熏灸与足底按摩相结合的一种温灸器,具有艾灸和按摩两种中医外治法的作用。

隔物足灸盒:是在足底施行隔物灸法的温灸器,隔衬物以姜末为主,将生姜切成碎末平铺于足灸盒表面,盒内放置艾条段,点燃后从下向上熏灸姜末,双足平放于姜面。

3. 适应证

足部疾病;引火归元法,治疗阴虚阳亢病证,即将上越之火引导回到命门之中,功效同附子、肉桂。

第十五节　温灸器温管灸

【定义】

温灸器温管灸是指以温管灸治疗器作为灸具进行施灸的一种温灸器灸法,也是通过综合经络、腧穴、药物、艾灸四者的共同作用来防治疾病的一种中医外治疗法。温管灸治疗器还包括耳道施灸的吹灸仪、温管灸器。温管灸是梅花针灸学派特色灸法之一。

【学习目的】

掌握温管灸的基本操作技术和基本知识,掌握该法的适应证。

【实训方法】

(1)运用互动式体验实训教学法,实训温管灸疗法。

(2)指导老师通过 PPT 多媒体教学,系统讲解温管灸疗法,演示本法操作步骤。

(3)学生分组练习,分别作为操作者和受术者体验温管灸的保健治疗作用。

(4)实训教学之后,学生完成实训报告,积极查阅文献,了解本法的最新研究进展。

(5)经考核合格后,方可单独为患者操作治疗。

【要点内容】

1. 术前准备

(1)术前检查:做温管灸治疗器的常规安全检查。

(2)施灸部位:在外耳道施灸。

（3）体位选择：根据患者情况选择适宜体位，全身放松，暴露治疗部位。

（4）其他辅助用品：温管灸治疗器、艾条、打火机、血管钳、75％或95％酒精棉球、无菌纱布、消毒弯盘、酒精灯、垃圾缸。

（5）患者准备：实施温管灸治疗前应加强与患者的交流，告知温管灸的注意事项，以便患者配合。缓解患者紧张情绪，使其身体及精神放松。

（6）环境要求：环境卫生要求应符合 GB 15982—2012 的规定，保持环境安静、清洁卫生、温度适宜，具备排风设备。

2. 操作步骤

患者取坐位，全身放松。以温管灸治疗器施灸为例。

（1）取穴：在外耳道施灸。

（2）消毒：对耳郭进行常规消毒。

（3）放置温管灸治疗器：患者坐在桌子旁边，温管灸器开口处对准外耳道安放。

（4）调整灸温：点燃艾条段，放入治疗器内，灸治 10～15 分钟。

（5）灸后处理：施灸结束后，清理温管灸治疗器。

3. 关键技术

（1）体位的选择：根据患者体质选择合适的体位，一般取坐位。

（2）灸温的控制：本法灸温持久，一次点燃艾条段可持续施灸 30 分钟。艾条段的粗细是控制艾温的因素之一，可与患者沟通艾热信息并予以适当调节。

（3）灸时与灸量：每次灸治一般 10～15 分钟，慢性病治疗疗程较长。

4. 注意事项

（1）患者在大汗后、劳累后、精神紧张或饥饿时不宜进行该疗法治疗，舒适的体位能够使患者持久治疗。

（2）治疗期间要注意治疗温度，以灸后外耳道皮肤潮红为度，防止灸温过高发生烫伤。

（3）治疗室内应有排烟设备，及时排烟或通风。

（4）治疗结束后，嘱患者休息 5～10 分钟再离开诊室，避免灸后受凉。

（5）注意患者是否出现晕灸，如发生晕灸应及时处理。

（6）嘱患者灸后注意保暖，适当休息，避免熬夜、受凉、久视。

（7）清淡饮食，避免寒凉、辛辣肥甘之品及酒类，以免影响疗效。

5. 灸后水泡的处理

灸后皮肤出现红晕是正常现象，若艾火热力过强，施灸过重，皮肤易起水泡，小水泡一般不需处理，水泡较大按烫伤处理。

6. 禁忌

（1）过敏体质者、局部皮肤破损者、严重内科疾病患者禁用本疗法。

（2）有精神疾患不能配合治疗者禁用本疗法。

（3）小儿及其他不能配合治疗者，禁灸，以防发生烫伤。

【临床应用】

耳科热证、实证、寒证、虚证，以相应药物配制的艾条辨证施灸。脑病、脑神经病变可配合耳灸治疗。

【操作流程】

在使用过程中，我院护理专家初步制订了温管灸护理治疗技术的护理操作流程、护理操作规范(试行)以及注意事项。

【知识点】

管灸亦称温管灸，因早期以苇管做温灸器施灸，又称苇管灸。我们发明了台式管灸器熏灸耳道或用吹灸仪吹灸外耳道，用于治疗耳道疾病或颞下颌关节炎、周围性面瘫等耳道周围疾病，是梅花二十四灸之一。

温管灸首载于唐代孙思邈《备急千金要方》："以苇管长五寸，以一头刺耳孔中。四畔以面密塞之，勿令泄气。一头内大豆一颗，并艾烧之令燃，灸七壮。"耳与全身的经络、脏腑有关。《灵枢·邪气脏腑病形》篇说："三百六十五络，其血气皆上于面，而走空窍……其别气走于耳为听。"温管灸可以温通经气，活血祛风，从而达到扶正祛邪的目的。

1. 概述

苇管器灸最早出于唐代孙思邈《备急千金要方》："卒中风歪斜，以苇管长五寸，以一头刺耳孔中。四畔以面密塞之，勿令泄气。一头内大豆一颗，并艾烧之令燃，灸七壮。"在《千金翼方·卷六》中治疗耳病也用此类灸法，即"截箭杆二寸，内耳中，以面拥四畔，勿令泄气，灸筒上七壮"。明代杨继洲《针灸大成》及清代廖润鸿《针灸集成》中也有记载。

2. 操作方法

(1)台式管灸器和台式吹灸仪有共同的底座，将治疗孔调整至与外耳道孔平齐，将艾条段点燃后，充分燃烧，艾条的燃烧端朝下放入温灸器治疗管内，以患者自觉的温度调整远近，吹灸或熏灸外耳道。

(2)苇管灸器有两种：一种为一节形苇管灸器，另一种为两节形苇管灸器。制作方法：一节形其苇管口直径 0.4～0.6 cm，长 5～6 cm。苇管的一端做成半个鸭嘴形，另一端用胶布封闭，以便插入耳道内施灸。另一种为两节形，放艾绒团端口径较粗，直径 0.8～1 cm，长 4 cm，做成半个鸭嘴形，另一端(放耳道内一端)口径较细，直径为0.5～0.6 cm，长 3 cm，该段插入放艾绒端口内，连接成灸器，故为二节形苇管灸器。施灸时，将苇管插入耳道内，一端用胶布固定，再将半个花生米大小的艾绒放在半个鸭嘴形上，用线香点堆。在施灸过程中，耳内有热感。灸完 1 壮再换 1 壮，每次灸 3～9 壮，10 次为一疗程。病情重者可每天上午、下午各灸 1 次。

3. 注意事项

(1)鸭嘴形上所放艾绒不宜过大或过小，过大艾绒易脱落，过小则火力不足。

（2）可嘱患者回家自己对着镜子施灸，以便观察艾绒燃烧的情况，幼儿或老年人最好在有人帮助下施灸。

（3）注意防止艾火烧坏衣服或烫伤皮肤。

（4）如果烫伤起小水泡，不必做任何处理，待水泡自行吸收；大水泡则用消毒注射针头刺破，放出液体，再涂上甲紫，外用消毒纱布固定即可。

4. 苇管器灸的适应证

苇管灸主要用于周围性面瘫、中枢性面瘫、耳聋耳鸣、急慢性中耳炎、颞下颌关节炎、眩晕等病的治疗。

（1）面瘫。温经通络，濡养经脉。取穴：苇管器灸耳道3～9壮，一日1次或2次。

（2）虚性眩晕。益气养血，温经通络。取穴：苇管器灸耳道3～9壮，如属西医梅尼埃病眩晕加针刺听宫和翳风效果更佳。

（3）虚性耳鸣。益气补肾，温通经脉。取穴：苇管灸耳道3～9壮。

第十六节　温灸器隔物灸

【定义】

温灸器隔物灸是指以温灸器作为灸具进行隔物灸的一种温灸器灸法，也是通过综合经络、腧穴、药物、艾灸四者的共同作用来防治疾病的一种中医外治疗法。隔物灸温灸器还包括在穴位施灸艾炷隔物灸温灸器、艾条隔物灸温灸器、通脉温阳灸治疗器等。隔衬物包括姜、蒜等片状、颗粒状、泥状隔衬物。

【学习目的】

掌握温灸器隔物灸的基本操作技术和基本知识，掌握该法的适应证。

【实训方法】

（1）运用互动式体验实训教学法，实训温灸器隔物灸疗法，以艾炷隔物灸为例。

（2）指导老师通过PPT多媒体教学，系统讲解温灸器隔物灸疗法，演示本法操作步骤。

（3）学生分组练习，分别作为操作者和受术者体验温灸器隔物灸的保健治疗作用。

（4）实训教学之后，学生完成实训报告，积极查阅文献，了解本法的最新研究进展。

（5）经考核合格后，方可单独为患者操作治疗。

【要点内容】

1. 术前准备

（1）术前检查：做隔物灸温灸器的常规安全检查。

（2）施灸部位：可以在穴位、经络体表循行线、一个大的治疗面进行施灸。以腧穴灸为例。

（3）体位选择：根据患者情况选择适宜体位，全身放松，暴露治疗部位。

（4）其他辅助用品：隔物灸温灸器、隔衬物（生姜或大蒜）、艾绒或艾条、打火机、血管钳、75%或95%酒精棉球、无菌纱布、消毒弯盘、酒精灯、垃圾缸。

（5）患者准备：实施温灸器隔物灸治疗前应加强与患者的交流，告知隔物灸的注意事项，以便患者配合。缓解患者紧张情绪，使其身体及精神放松。

（6）环境要求：环境卫生要求应符合 GB 15982—2012 的规定，保持环境安静、温度适宜，具备排风设备。

（7）隔衬物准备：根据施灸要求，将隔衬物（老生姜或大蒜）做成合适的形状，如片状、颗粒状或泥状。

2. 操作步骤

患者取仰卧位，全身放松。以腧穴隔姜灸为例。

（1）取穴：在待灸腧穴表面施灸。

（2）消毒：对穴位进行常规消毒。

（3）放置温灸器：先放姜片，再放温灸器，上置艾炷。

（4）调整灸温：点燃艾炷，根据患者反馈调整艾炷的大小，温度过高可及时更换艾炷，共更换 2～3 次艾炷。

（5）灸后处理：最后 1 壮艾炷燃尽，清理温灸器。

3. 关键技术

（1）隔物灸法的选择：根据患者体质、病情选择合适的温灸器、隔衬物，根据温灸器选择相应的隔衬物形状及施灸方法。

（2）灸温的控制：艾炷的大小、隔衬物的厚薄是控制灸温的因素，应与患者沟通艾热信息，予以适当调节。

（3）灸时与灸量：腧穴灸每次灸治一般 3～9 壮，在一个治疗面施灸隔衬物用量较大。

4. 注意事项

（1）患者在大汗后、劳累后、精神紧张或饥饿时不宜进行该疗法治疗。

（2）治疗期间要注意治疗温度，以灸后皮肤潮红为度，防止灸温过高发生烫伤。

（3）治疗室内应有排烟设备，及时排烟或通风。

（4）治疗结束后，嘱患者休息 5～10 分钟再离开诊室，避免灸后受凉。

（5）注意患者是否出现晕灸，如发生晕灸应及时处理。

（6）嘱患者灸后注意保暖，适当休息，避免熬夜、受凉、久视。

（7）清淡饮食，避免寒凉、辛辣肥甘之品及酒类，以免影响疗效。

（8）过敏体质者、局部皮肤破损者、严重内科疾病患者禁用本疗法。

（9）有精神疾患不能配合治疗者禁用本疗法。

5. 灸后水泡的处理

灸后皮肤出现红晕是正常现象,若艾火热力过强,施灸过重,皮肤易起水泡,小水泡一般不需处理,水泡较大按烫伤处理。

【临床应用】

可用于保健灸,未病先防的三伏灸。内、外、妇、儿各科的热证、实证、寒证、虚证皆可治疗,以相应隔衬物配合辨证、辨体质进行施灸。

【操作流程】

在使用过程中,我院护理专家初步制订了温灸器隔物灸护理治疗技术的护理操作流程、护理操作规范(试行)以及注意事项。

【知识点】

隔物灸,又称间接灸,一般指艾炷隔物灸,是指用药物或其他材料将艾炷与施灸腧穴部位的皮肤隔开进行施灸的方法。以温灸器辅助灸法治疗的隔物灸法称为温灸器隔物灸。

使用艾炷温灸器操作的隔物灸称为温灸器隔物灸,以示与传统隔物灸的区别。隔物灸是一种传统灸法,由于艾炷大小和隔衬物厚度不成比例,艾热不恒定,忽高忽低,需不断调整艾温。为此,我们设计制作了生姜切片铡刀,用于切割标准厚度的姜片或蒜片,艾炷制作器用于制作不同规格的艾炷,解决了隔物灸艾热不均衡的难题。

1. 定性施灸

根据隔物灸施灸后皮肤是否起泡、化脓,将灸法分为隔物温和灸、隔物化脓灸两种,称为定性施灸。

隔物化脓灸:是指隔物灸时温度较高,疼痛较甚,灸后皮肤起泡、化脓,既指艾炷化脓灸,也包括使用各种温灸器操作的温灸器灸法。

隔物温和灸:是指隔物灸施灸时温和舒适,灸后皮肤不起泡、不化脓,既指以艾炷或艾条为灸材的隔物灸,也包括使用各种温灸器操作的温灸器灸法。

2. 隔物灸分类

根据是否使用温灸器以及施灸部位和灸材,将隔物灸分为艾炷隔物灸、艾条隔物灸、温灸器隔物灸三类。

(1)艾炷隔物灸:是指以艾炷为灸材,以新鲜姜片(或姜末)、蒜片(或蒜泥)或干燥单味中药附子、吴茱萸(或根据辨证组方选用复方)研末制成附子饼、吴茱萸饼等药饼为隔衬物,以经穴、奇穴或阿是穴为施灸部位,施以隔物温和灸或隔物化脓灸。

(2)艾条隔物灸:艾条灸最初应用时于操作部位放置隔衬物并施以按压等按摩手法,因此具有隔物灸和按摩的特点,既可称之为实按灸、按摩灸,又可称之为艾条隔物灸。

(3)温灸器隔物灸:以艾炷或艾条为灸材,以新鲜姜末、蒜泥或干燥中药加工成药豆、药饼等为隔衬物,借助温灸器施灸称为温灸器隔物灸。

第十七节　艾炷隔姜灸

【定义】

艾炷隔姜灸是指以艾炷为灸材、以姜片为隔衬物的一种艾炷灸,是通过综合经络、腧穴、艾灸、生姜四者的共同作用来防治疾病的一种中医外治疗法。

【学习目的】

掌握艾炷隔姜灸的基本操作技术和基本知识,掌握该法的适应证。

【实训方法】

(1)运用互动式体验实训教学法,实训艾炷隔姜灸疗法。

(2)指导老师通过 PPT 多媒体教学,系统讲解艾炷隔姜灸疗法,演示本法操作步骤。

(3)学生分组练习,分别作为操作者和受术者体验艾炷隔姜灸的保健治疗作用。

(4)实训教学之后,学生完成实训报告,积极查阅文献,了解本法的最新研究进展。

(5)经考核合格后,方可单独为患者操作治疗。

【要点内容】

1. 器材准备

艾绒、艾炷制作器、洗净的新鲜老姜、工具刀、三棱针、镊子、弯盘、火柴、线香、消毒棉签、酒精灯、万花油等。

2. 操作步骤

(1)制备姜片,针刺穿孔。切取生姜片,每片直径 2～3 cm,厚度 0.2～0.3 cm,用三棱针在姜片中心部刺数孔。

(2)选择体位,定取腧穴。以仰卧位或俯卧位为宜,体位要舒适,充分暴露待灸部位,定取腧穴做标记。

(3)放置姜片,点燃艾炷。将姜片置于待灸穴上,把中号或大号艾炷摆放在姜片中心,用线香点燃艾炷尖端。

(4)更换艾炷和姜片。艾炷燃尽,除去艾灰,更换艾炷再灸。若因壮数较多致姜片焦干萎缩,应置换新的姜片。

(5)艾温过高,添加姜片。若施灸局部灼痛不可耐受,操作者可更换姜片,或使用小的艾炷,若艾炷燃烧一半则可在穴位皮肤叠加姜片。

(6)掌握灸量。一般每穴灸 5～7 壮,灸至皮肤潮红。

(7)灸后处理。收拾灸疗物品,处理垃圾。

3. 关键技术

(1)姜片规格:新鲜老姜。姜片要求厚薄均匀,可用三棱针在姜片表面点刺数孔而姜片不破碎。

(2)艾炷选择:中艾炷或大艾炷。2壮之后姜片温度升高明显,3壮开始再选择较前小一点的艾炷。

(3)艾炷的燃烧:艾炷务必燃尽,如姜片过热,也可提前更换姜片或艾炷。

(4)艾温调节:艾温与艾炷的大小和姜片的厚薄及更换艾炷间隔的时间相关。

(5)灸量掌握:灸量与艾壮的多少和灸后皮肤颜色有关。如起小水泡,可涂抹万花油。

4. 注意事项

(1)生姜宜选新鲜老姜,不宜用当年的新姜。

(2)艾绒以精制、无杂质的陈艾为佳。

(3)施灸时不宜晃动身体,以免艾炷脱落造成烧烫伤。

(4)选择合适大小的艾炷,以保证艾温适宜。

(5)行非化脓灸时,密切观察患者皮肤温度,以免烫伤起泡。

5. 操作误区及分析

(1)姜片厚薄不均、大小不规则,容易导致过热、热力不足或艾炷与姜片不相配,造成操作困难。

(2)艾温过高造成烫伤。艾炷过大、艾炷更换过频、姜片烧焦等是主要原因。

(3)艾温过低。艾炷未燃尽、艾炷过小、艾炷更换间隔时间长、姜片太厚等是主要原因。

【临床应用】

(1)选用足三里、关元、神阙等保健穴用于治未病,或每年于三伏天进行冬病夏治,增强人们的体质。

(2)临床上用于治疗哮喘、呕吐、胃脘痛、腹痛、痹病、腹泻等慢性疾病。

【操作流程】

在使用过程中,我院护理专家初步制订了艾炷隔姜灸护理治疗技术的护理操作流程、护理操作规范(试行)以及注意事项。

【知识点】

隔姜灸,是一种以姜为隔衬物的隔物灸。

《足臂十一脉灸经》中已有隔物灸的雏形,如"以牲口膏,鱣血䐑,(先)以酒洒,燔朴灸之。"《五十二病方》中记载:"赣戎盐盈腄,又以涂腄下及上,而暴若口"。

《灵枢·经水》中提出以"壮数"定艾炷灸灸量:"刺之深浅,灸之壮数。"《素问·骨空论》中以年龄定壮数："灸寒热之法,先灸项大椎,以年为壮数;次灸橛骨,以年为壮数。"

晋代葛洪《肘后备急方》是现存文献中最早记载隔物灸的文献。《肘后备急方·卷三》曰:"若口僻者。衔奏灸口吻口横纹间,觉火热便去艾,即愈。勿尽艾,尽艾则太过。"

第十八节　艾炷隔蒜灸

【定义】

艾炷隔蒜灸是指以艾炷为灸材、以蒜片为隔衬物的一种艾炷灸,是通过综合经络、腧穴、艾灸、大蒜四者的共同作用来防治疾病的一种中医外治疗法。

【学习目的】

掌握艾炷隔蒜灸的基本操作技术和基本知识,掌握该法的适应证。

【实训方法】

(1)运用互动式体验实训教学法,实训艾炷隔蒜灸疗法。

(2)指导老师通过 PPT 多媒体教学,系统讲解艾炷隔蒜灸疗法,演示本法操作步骤。

(3)学生分组练习,分别作为操作者和受术者体验艾炷隔蒜灸的保健治疗作用。

(4)实训教学之后,学生完成实训报告,积极查阅文献,了解本法的最新研究进展。

(5)经考核合格后,方可单独为患者操作治疗。

【要点内容】

1. 器材准备

艾绒、艾炷制作器、独头蒜、工具刀、针、镊子、弯盘、火柴、线香、消毒棉签、酒精灯、万花油等。

2. 操作步骤

(1)制备蒜片,针刺穿孔。切取蒜片,每片厚度 0.2～0.3 cm,用针在蒜片中心部刺数孔。

(2)选择体位,定取腧穴。以仰卧位或俯卧位为宜,体位要舒适,充分暴露待灸部位,定取腧穴做标记。

(3)放置蒜片,点燃艾炷。将蒜片置于待灸穴上,把中号艾炷摆放在蒜片中心,点燃艾炷尖端。

(4)更换艾炷和蒜片。艾炷燃尽,除去艾灰,更换艾炷再灸。若因壮数较多致蒜片焦干萎缩,应置换新的蒜片。

(5)艾温过高,添加蒜片。施灸局部灼痛不可耐受,操作者可更换蒜片,或使用小的艾炷,若艾炷燃烧一半则可在穴位皮肤叠加蒜片。

（6）掌握灸量。一般每穴灸 5～7 壮，灸至皮肤潮红。

（7）灸后处理。收拾灸疗物品，处理垃圾。如起小水泡，可涂抹万花油。

3. 关键技术

（1）蒜片规格：新鲜老蒜。蒜片要求厚薄均匀，可用针在蒜片表面点刺数孔而蒜片不破碎。

（2）艾炷选择：中艾炷。2 壮之后蒜片温度升高明显，3 壮开始再选择较前小一点的艾炷。

（3）艾炷的燃烧：艾炷务必燃尽，如蒜片过热，也可提前更换蒜片或艾炷。

（4）艾温调节：艾温与艾炷的大小和蒜片的厚薄及更换艾炷间隔的时间相关。

（5）灸量掌握：灸量与艾壮的多少和灸后皮肤颜色有关。

4. 注意事项

（1）大蒜宜选新鲜独头蒜。

（2）艾绒以精制、无杂质的陈艾为佳。

（3）施灸时不宜晃动身体，以免艾炷脱落造成烧烫伤。

（4）选择合适大小的艾炷，以保证艾温适宜。

（5）行非化脓灸时，密切观察患者皮肤温度，以免烫伤起泡。

5. 操作误区及分析

（1）蒜片厚薄不均、大小不规则，容易导致过热、热力不足或艾炷与蒜片不相配，造成操作困难。

（2）艾温过高造成烫伤。艾炷过大、艾炷更换过频、蒜片烧焦等是主要原因。

（3）艾温过低。艾炷未燃尽、艾炷过小、艾炷更换间隔时间长、蒜片太厚等是主要原因。

【临床应用】

（1）每年于三伏天进行冬病夏治，增强人们的体质。

（2）临床上用于治疗哮喘、肺痨、瘰疬、痹病、初起的肿疡等慢性疾病，具有清热解毒、杀虫等作用。

【操作流程】

在使用过程中，我院护理专家初步制订了艾炷隔蒜灸护理治疗技术的护理操作流程、护理操作规范（试行）以及注意事项。

【知识点】

隔蒜灸，又称蒜钱灸。本法首载于晋代葛洪《肘后备急方·卷五》疗热肿："灸肿令消法。取独颗蒜横截厚一分，安肿头上，炷如梧桐子大，灸蒜上百壮，不觉消，数数灸，唯多为善，勿令大热。但觉痛即擎起蒜，蒜焦更换用新者，不用灸损皮肉。"

操作方法：分隔蒜片灸、隔蒜泥灸两种。

隔蒜片灸：取新鲜独头大蒜，切成厚0.1～0.3 cm的蒜片，用针在蒜片中间点刺数孔。放于穴区，上置艾炷施灸，每灸3～4壮后换去蒜片，继续灸治。

隔蒜泥灸：以新鲜大蒜适量，捣如泥膏状，制成厚0.2～0.4 cm的圆饼，大小按病灶定。置于选定之穴区按上法灸之，但中间不必更换。宋代陈言《三因极一病证方论》中提到隔蒜泥饼灸："若十数作一处者，即用大蒜研成膏作薄饼铺头上，聚艾于饼上灸之。"明代张景岳《类经图翼》发展成隔蒜药饼灸法："设或疮头开大，则以紫皮大蒜十余头，淡豆豉半合，乳香二钱，同捣成膏，照毒大小拍成薄饼，置疮上铺艾灸之。"

主治病证：多用于痈、疽、疮、疖、疣及腹中积块等。近年来还用于肺结核等的辅助治疗。宋代陈言《三因极一病证方论·卷十四》中记载治疗痈疽："肿痛，先以湿纸覆其上，其纸先干处即结痈头也……大蒜切成片，安其送上，用大艾炷灸其三壮，即换一蒜，痛者灸至不痛，不痛者灸至痛时方住"。

注意事项：隔衬物蒜应选用新鲜的独头老蒜，宜现切现用。蒜片厚薄根据部位和病证而定。一般而言，面部等较为敏感的部位，蒜片可厚些；而急性或疼痛性病证，蒜片可切得薄一些。在施灸过程中若起水泡，须注意防止感染。

第十九节　艾炷隔盐灸

【定义】

艾炷隔盐灸是指以艾炷为灸材、以食盐为隔衬物的一种艾炷灸，是通过综合经络、腧穴、艾灸、食盐四者的共同作用来防治疾病的一种中医外治疗法。

【学习目的】

掌握艾炷隔盐灸的基本操作技术和基本知识，掌握该法的适应证。

【实训方法】

(1)运用互动式体验实训教学法，实训艾炷隔盐灸疗法。

(2)指导老师通过PPT多媒体教学，系统讲解艾炷隔盐灸疗法，演示本法操作步骤。

(3)学生分组练习，分别作为操作者和受术者体验艾炷隔盐灸的保健治疗作用。

(4)实训教学之后，学生完成实训报告，积极查阅文献，了解本法的最新研究进展。

(5)经考核合格后，方可单独为患者操作治疗。

【要点内容】

1. 器材准备

艾绒、艾炷制作器、干燥纯净的精制食盐及生姜、工具刀、镊子、弯盘、火柴、线香、消毒棉签、酒精灯、万花油等。

2. 操作步骤

（1）选择合适的体位，定取腧穴。患者宜采取仰卧位，身体放松，充分暴露腹部，准确定位神阙穴。

（2）食盐填脐。取纯净干燥的食盐填敷于脐部，可适当高出皮肤。为避免灸时温度过高烫伤皮肤，也可于盐上再放置一姜片。

（3）置放艾炷。将艾炷置于食盐上（或姜片上），对准脐窝中心，点燃艾炷上端。

（4）调适温度，更换艾炷。如患者感觉施灸局部灼痛不可耐受，操作者用镊子去除残炷，稍待片刻换炷再灸。

（5）灸量掌握。如上反复施灸，灸满规定壮数，一般灸 5～10 壮。用于回阳固脱则不拘壮数。

（6）清理脐中食盐。灸毕，先除去艾灰，再让患者侧卧将食盐取出。

（7）灸后处理。收拾灸疗物品，处理垃圾。若有轻微起泡，用消毒棉签蘸万花油涂擦局部。

3. 关键技术

（1）艾炷位置：艾炷对准脐窝中心。

（2）食盐选择：食盐要纯净、干燥、精细。

（3）艾炷选择：脐窝浅者宜用小艾炷，脐窝深者宜用中艾炷，根据患者对艾温的耐受选择合适大小的艾炷。

（4）调适温度：每个艾炷不必完全燃尽，患者感觉施灸局部灼痛不可耐受，即可用镊子揭去残炷，换炷再灸。

（5）灸量掌握：一般灸 5～10 壮。用于回阳固脱，不拘壮数。

4. 注意事项

（1）施灸中患者不可移动身体，以免艾炷滑落灼伤患者，烧损衣物。

（2）本法只用于脐部，脐窝太浅者，填盐时可适当高出皮肤，形成盐丘，增加盐的厚度，以避免烫伤。

（3）如若局部起泡，必须注意皮肤清洁，及时更换外用药物，防止感染。

5. 操作误区及分析

（1）艾炷过小，灸壮过少，填盐过多。如施灸热量不足，则灸疗效果差。

（2）艾炷过大，施灸壮数过多，填盐过少。施灸过量，则局部烫伤起泡。

（3）食盐不纯不干不细。食盐不够干燥纯净或颗粒过大时，容易发生爆裂。

（4）烫伤起泡后未及时正确处理，可致局部皮肤感染。

【临床应用】

（1）选用神阙做保健穴用于治未病，或每年于三伏天进行冬病夏治，增强人们的体质。

(2)临床上治疗伤寒阴证或吐泻并作、中风脱证等,有回阳固脱、救逆之力,需连续施灸,不拘壮数,以期脉起、肢温、证候改善。

【操作流程】

在使用过程中,我院护理专家初步制订了艾炷隔盐灸护理治疗技术的护理操作流程、护理操作规范(试行)以及注意事项。

【知识点】

隔盐灸是临床常用的隔物灸之一,是指用纯净干燥的食盐填平脐窝,上置艾炷施灸的方法,因本法只用于脐部,故又称神阙灸。最早载于葛洪的《肘后备急方》,用以治疗霍乱等急证。隔盐灸有两种不同方法,一种将盐填入脐内灸之,如卷二治霍乱烦闷胀满,"又方,以盐纳脐中上,灸二七壮";另一种将盐嚼后吐在疮口上再灸,如卷七治毒蛇咬伤,"又方,嚼盐唾上讫,灸三壮。复嚼盐,唾之疮上"。

操作方法:令患者仰卧,暴露脐部。取纯净干燥之细白盐适量,可炒至温热,纳入脐中,使与脐平。如患者脐部凹陷不明显,可预先置脐周一湿面圈,再填入食盐。如须再隔其他药物施灸,一般宜先填入其他药物(药膏或药末),再放盐,然后上置艾炷施灸,至患者稍感烫热,即更换艾炷。为避免食盐受火爆裂烫伤患者,可预先在盐上放一薄姜片再施灸。一般灸3～9壮,但对急性病证则可多灸,不拘壮数。

适应证:本法有回阳、救逆、固脱之功,多用于急性寒性腹痛、吐泻、痢疾、小便不利、中风脱证等。

注意事项:施灸时要求患者保持原有体位,呼吸匀称。万一脐部灼伤,要涂以甲紫,并用消毒巾覆盖固定,以免感染。

第二十节　艾炷隔附子饼灸

【定义】

艾炷隔附子饼灸是指以艾炷为灸材、以附子饼为隔衬物的一种隔物灸,是通过综合经络、腧穴、艾灸、附子饼四者的共同作用来防治疾病的一种中医外治疗法。

【学习目的】

掌握艾炷隔附子饼灸的基本操作技术和基本知识,掌握该法的适应证。

【实训方法】

(1)运用互动式体验实训教学法,实训艾炷隔附子饼灸疗法。

(2)指导老师通过 PPT 多媒体教学,系统讲解艾炷隔附子饼灸疗法,演示本法操作步骤。

(3)学生分组练习,分别作为操作者和受术者体验艾炷隔附子饼灸的保健治疗作用。

(4)实训教学之后,学生完成实训报告,积极查阅文献,了解本法的最新研究进展。

(5)经考核合格后,方可单独为患者操作治疗。

【要点内容】

1. 器材准备

艾绒、艾炷制作器、附子饮片或粉末、清水、黄酒、针、镊子、弯盘、火柴、线香、消毒棉签、酒精灯、万花油等。

2. 操作步骤

(1)制备附子饼。两种选材:①选择厚薄均匀,直径约 3 cm、厚约 0.3 cm 的附子饮片,将其浸泡在清水中 1 小时左右,待泡软后,中心处用针穿刺数孔备用;②将附子细末用适量黄酒调成泥状,做成直径约 3 cm、厚约 0.8 cm 的圆饼,中心处用针穿刺数孔备用。

(2)选择体位,定取腧穴。采取仰卧位或俯卧位,体位要舒适,准确定取腧穴,充分暴露待灸部位。

(3)置放附子饼及艾炷。先将附子饼置于穴上,再将中号或大号艾炷置于附子饼上,点燃艾炷尖端,任其自燃。

(4)更换艾炷、附子饼。艾炷燃尽,用镊子、弯盘除去艾灰,更换艾炷,依前法再灸。施灸中,如附子饼焦干,可置换新饼继续施灸;若感觉施灸局部灼痛不可耐受,操作者用镊子将附子饼一端夹住抬起,稍待片刻,重新放下再灸。

(5)灸量掌握。一般每穴灸 3～9 壮。

(6)除去灰烬。灸毕去除附子片或附子饼及艾灰。

(7)灸后处理。收拾灸疗物品,处理垃圾。若有轻微烫伤起泡,用消毒棉签蘸万花油涂擦局部。

3. 关键技术

(1)附子饼制备:要厚薄均匀,大小适中,直径约 3 cm,厚约 0.8 cm。

(2)艾炷选择:选用中号或大号艾炷。

(3)艾炷的燃烧:艾炷务必燃尽,如附子饼片过热,也可提前更换附子饼片或艾炷。

(4)艾温调节:艾温与艾炷的大小和附子饼片的厚薄及更换艾炷间隔的时间相关。

(5)灸量掌握:灸量与艾壮的多少和灸后皮肤颜色有关。

4. 注意事项

(1)大附子饼宜选新鲜独头附子饼,或加工成附子饼泥。

(2)艾绒以精制、无杂质的陈艾为佳。

(3)施灸时不宜晃动身体,以免艾炷脱落造成烧烫伤。

(4)选择合适大小的艾炷,以保证艾温适宜。

(5)行非化脓灸,密切关注皮肤温度,以免烫伤起泡。

5. 操作误区及分析

(1)附子饼或附子片厚薄不均、大小不规则,容易导致过热、热力不足或艾炷与附子饼片不相配,造成操作困难。

(2)艾温过高造成烫伤。艾炷过大、艾炷更换过频、附子饼或附子片烧焦等是主要原因。

(3)艾温过低。艾炷未燃尽、艾炷过小、艾炷更换间隔时间长、附子饼片太厚等是主要原因。

(4)烫伤未及时处理,造成皮肤感染。

【临床应用】

(1)每年于三伏天进行冬病夏治,增强人们的体质。

(2)临床上用于治疗阳痿、早泄或疮疡久溃不敛、泄泻,及其他肾阳亏虚、脾肾阳虚疾病,具有温补肾阳作用。

【操作流程】

在使用过程中,我院护理专家初步制订了艾炷隔附子饼灸护理治疗技术的护理操作流程、护理操作规范(试行)以及注意事项。

【知识点】

隔附子饼灸是隔物灸之一。将附子切细研末,以黄酒调和作饼,厚约1 cm,上置艾炷点燃进行施灸。附子性温、大热,味辛,有温脾壮肾、培补命门的作用,故附子灸主治阳痿、早泄或疮毒久不收口、阴性痈疽等病证。《疡医大全》中记载治疮久成瘘,"用附子制过者,以童便浸透,切作二三分厚,安疮上,着艾灸之"。

第二十一节　温灸器化脓灸

【定义】

温灸器化脓灸是指以温灸器作为灸具进行施灸的一种温灸器灸法,是通过综合经络、腧穴、药物、艾灸四者的共同作用来防治疾病的一种中医外治疗法。用于化脓灸的温灸器包括艾炷灸温灸器、隔物灸温灸器、吹灸仪、通脉温阳灸治疗器等。温灸器化脓灸是梅花针灸学派特色灸法之一。

【学习目的】

掌握温灸器化脓灸的基本操作技术和基本知识,掌握该法的适应证。

【实训方法】

(1)运用互动式体验实训教学法,实训温灸器化脓灸疗法。

(2)温灸器化脓灸因温灸器多样,以艾炷灸温灸器为例,实训温灸器化脓灸。

(3)指导老师通过 PPT 多媒体教学,系统讲解温灸器化脓灸疗法,演示本法操作步骤。

(4)学生分组练习,分别作为操作者和受术者体验温灸器化脓灸的保健治疗作用。

(5)实训教学之后,学生完成实训报告,积极查阅文献,了解本法的最新研究进展。

(6)经考核合格后,方可单独为患者操作治疗。

【要点内容】

1. 器材准备

艾条或艾绒、艾炷制作器、化脓灸治疗器、镊子或止血钳、弯盘、火柴、线香、消毒棉签、75%酒精、大蒜汁、无菌纱布、胶布、酒精灯、消炎药膏等。

2. 操作步骤

以艾炷为灸材时,治疗前准备好大小合适的艾炷。

(1)选择合适的体位,定取腧穴。患者根据治疗需要选择仰卧位或俯卧位,体位要舒适,充分暴露待灸部位。

(2)穴位消毒,涂大蒜汁。用 75%酒精进行穴区皮肤常规消毒,然后在待灸穴位涂以少量的大蒜汁,以增强穴位刺激作用。之后将化脓灸治疗器安放于待灸腧穴上。

(3)艾炷点燃,更换艾炷。将艾炷平稳放置于化脓灸治疗器上,用线香点燃艾炷顶部,艾炷自然燃烧。艾炷燃尽,除灰,更换新艾炷,直到灸满规定壮数。

(4)轻拍穴旁,减轻灸痛。当艾炷燃至底部时,患者自觉局部灼痛难忍,操作者可用双手拇指用力按压腧穴两旁,或用力拍打腧穴附近,以缓解疼痛。

(5)灸后贴膏,纱布覆盖。灸毕,在施灸处贴敷消炎药膏,再用无菌纱布覆盖,外用胶布固定。

(6)形成灸疮,待其自愈。灸后局部皮肤黑硬,周边红晕,继而起水泡。一般在 1 周左右施灸部位化脓,局部出现无菌性炎症,其脓汁清稀色白,形成灸疮。5～6 周灸疮自行愈合,结痂脱落后留有瘢痕,故本法也称瘢痕灸。

3. 关键技术

(1)艾绒选择:选用质量上乘、无杂质的精制陈艾绒。

(2)化脓灸治疗器及艾炷选择:根据治疗需要,选择化脓灸治疗器,以及相应大小的艾炷。

(3)艾炷燃烧:每个艾炷燃尽后除去艾灰,方可更换艾炷继续施灸。

(4)无菌处理:施灸前后及过程中,应对施灸处皮肤消毒、保护灸疮,以防感染。

(5)治疗前后与患者充分沟通。治疗前要将化脓灸适应证、操作方法、灸疮等基本知识内容向患者宣传普及。

（6）化脓灸的灸量：化脓灸灸量的大小与取穴多少及灸法有关，取穴少则灸量小，通脉温阳化脓灸面积大、操作时间长则属于重灸法。

4. 注意事项

（1）治疗必须在征得患者同意后，方可施治。

（2）灸疮的透发与护理。大蒜对皮肤刺激性强，治疗时涂抹大蒜汁除增强药效外，还可促发灸疮。灸后嘱患者多吃牛羊肉及豆腐等蛋白质含量高的食物以促使灸疮透发。灸疮期间注意局部清洁，每天更换1次膏药，直至结痂，以免继发感染。

（3）禁忌证：体质虚弱不能耐受、糖尿病血糖控制不佳者不宜采用此法，颜面部、活动频繁的关节处、表浅的大血管、妊娠期妇女腰骶部和少腹部也不宜采用此法。

（4）灸疮愈后，原处可以重复施以化脓灸。

（5）不同的化脓灸治疗器选择以艾炷或艾条为灸材。

（6）选用大小合适的艾炷。若艾炷过大，疼痛过剧，患者不能接受；若艾炷过小，灸量不足，不易形成灸疮。

（7）艾炷未能燃尽，艾温不够。艾炷未燃尽或艾灰未清除即更换新艾炷施灸，艾火未能灼伤皮肤，不易形成灸疮。

（8）施灸处皮肤消毒不严格及灸疮护理不当，易造成皮肤化脓性感染。

【临床应用】

（1）用于治未病，如足三里化脓灸，"若要安，三里常不干"；或每年于三伏天进行冬病夏治，增强人们的体质。

（2）临床上用于治疗哮喘、肺痨、瘰疬、类风湿关节炎等慢性顽疾。

【操作流程】

在使用过程中，我院护理专家初步制定了温灸器化脓灸护理治疗技术的护理操作流程、护理操作规范（试行）以及注意事项。

【知识点】

温灸器化脓灸是借助温灸器在皮肤上烧灼，或中间放姜片、蒜泥等隔衬物施灸，经过起泡、化脓、形成瘢痕三个阶段，也有只经过前两个阶段者。操作时以艾炷灸治疗器或其他温灸器辅助治疗。

1. 周楣声化脓灸操作方法

（1）制作艾炷：化脓灸治疗前预先制做大小合适的艾炷备用，不可放置时间太长，否则易松散。

艾炷的形状和大小：艾炷必须上小下大、上尖下平，便于安放和点燃。小炷如麦粒，大炷如半截橄榄核，中炷如半枚枣核。

艾炷制作方法:手工制作艾炷,示指向上,拇指向下,再用右手拇指尖、示指尖在左手拇指尖、示指尖之间向内挤压,即可将圆形艾球压缩成上尖下平、立体三角形状的棱形艾炷。

(2)用火方法:穴位处皮肤可略涂一层凡士林,也可用蒜汁,固定艾炷,一炷为一壮,线香点火。可分三种方法:

间断法:艾炷熄灭后,更换艾炷后再燃一壮,不易出现感传。

连续法:艾炷尚未燃尽时更换艾炷再燃,不使火力中断,可出现感传。

补泻法:一是疾徐强弱法,是传统的艾灸补泻法,见于《灵枢·背腧》:"以火补者毋吹其火,须自灭也;以火泻者,疾吹其火,传其艾,须其火灭也。"传是"及"与"布"的意思,用口对艾吹气,使气传布及艾,燃烧旺盛,向内渗透,这是疾火与强火,能使邪气随火而发散,称为泻火。若任其熄灭,是徐火与弱火,能使阳气深入,为补火,即强刺激具有泻的功用,弱刺激具有补的功用。二是疾徐开阖法,针刺出针后疾按针孔与不按针孔是针法开阖补泻法,在化脓灸中也得到应用。杨继洲曰:"以火补者毋吹其火,须待自灭,即按其穴;以火泻者速吹其火,开其穴也。"即在艾炷熄灭后再加按压,以增强火补作用。其后张景岳、吴亦鼎等推荐灸后贴膏药之法:"凡用火补者毋吹其火,必待其从容彻底自灭,灸毕即可用膏药贴之,以养火气。若欲报者,直待报毕,贴之可也。若欲泻者疾吹其火,令火速灭,待灸疮溃发,然后贴膏。此补泻之法也。"徐火灸毕当即贴膏药者为补;疾火灸毕,待灸疮溃发,再行贴膏药为泻。

吹灸仪:以嘴吹气的操作方法不能持久,周楣声教授发明了喷灸仪代替嘴吹气,我们在前人的基础上发明了系列艾条吹灸仪。

(3)麦粒灸选穴与配穴:艾炷大小形如麦粒,因此又称麦粒灸,是艾炷灸的一种特殊情况。麦粒灸艾炷小、刺激性小,一般不起泡、不化脓。

远道取穴。比如耳尖穴,是治疗目疾、偏头痛的常用穴。周楣声发现,耳尖穴对全身各系统与多种疾病均可应用,也是点灸笔灸法治疗常用穴。对全身各部扭伤尤其下肢扭伤起效最快;对多种化脓性、非化脓性炎症,如急性结膜炎、扁桃体炎、腮腺炎、各种脓肿及蜂窝组织炎等,效果不亚于抗生素;消化道疾病、心血管疾病、呼吸系统疾病、泌尿生殖系统疾病、手术后疼痛预防与控制均用之有效;对关节运动系统急性损伤效果较好。

近部取穴。①以患处为中心:某一病患如有中心症结存在,针对性处理可事半功倍,如胆囊炎,于胆囊压痛点施灸疼痛可立即缓解,痈疽疖肿在其中心施灸烧灼效佳。②以患处周围为主:中医外科痈疽肿痛,常用围药,灸法治疗痈疽肿痛也可促使炎症局限。即在患处周围以小艾炷间隔适当距离围成一圈,然后同时点火,可使红肿范围迅速缩小,起到顿挫病势、防止扩散的作用。③以患处周围痛点为主:某些局部疾病周围可出现压痛或触痛,但疼痛分布不均匀,特别敏感与压触痛明显处在《疡医大全》中被称为"病根",也是施灸的最佳处。④以病变扩散方向为主:在外科疖肿中,常见沿所属淋巴管向前扩散,出现红筋、红线等症状,可以在红筋末端挑破出血。在其末端行小艾炷烧灼,效果良好,如红筋已经逐步向后回缩,可在其末端逐次灸之。

（4）减痛措施：化脓灸的烧灼痛，是患者畏惧的第一关。为减轻疼痛，古今医家采用不同方法行穴位处皮肤麻醉后再施灸，常用的是在穴位周围用手拍打或搔抓减轻疼痛，分散患者注意力。

（5）灸量壮数：古人谓燃艾一炷为一壮，以此作为施灸量的标准和依据。对施灸量而言，首次均以造成Ⅲ度烧伤，使灸处皮肤变为焦黑，四周皮肤向内收缩，出现车轮状皱纹为准。艾炷化脓灸的作用目的主要是造成灸疮，只要造成灸疮则作用量已经达到，不论壮数多少，作用都是一致的。古籍有数十壮、百壮以至千壮与三报之说。所谓报乃重复与加强之意。即在同一孔穴之上反复施灸与前后相催，而不必更换他穴。周楣声曾治一例有20余年病史的背部溃疡患者，拇指大艾炷每次灸20余壮，共连续灸10次，溃疡壁才脱落，而患处周围健康组织并未被烧焦，可见古人数百、千壮可以一次或分次应用。

（6）灸疮处理：灸疮形成之后，火的作用已不复存在。化脓灸的作用主要就是造成灸疮以形成慢性刺激，灸疮居于首要地位。

灸后保护：灸壮完毕后，揩尽灰烬，用干敷料覆盖。不用任何药物，待5～7天，焦痂开始浮动脱落，如有少量分泌物，可隔1～2天更换敷料，疮口周围用酒精或盐水棉球揩净，仍用干敷料覆盖。焦痂尚未脱落时原处再灸则疼痛极轻微，焦痂脱落后在原处再烧灼时疼痛不能忍受，可在疮面放姜片或蒜片再间接灸，灸后仍用敷料覆盖保护。

促使发作：如果灸疮干燥，无分泌物渗出，古人称为"灸疮不发"，往往收效不大或无效。古法有葱煨、热熨，或用补气益血方剂，但终嫌费事。

清洗止痛：灸疮发作后，偶见疼痛剧烈、难以忍受，古法常用鲜柏白皮、鲜柳白皮、当归、薤白、生地、黄芩、竹叶等药，选取一两味，煎汤熏洗。

观察瘢痕：灸疮愈合后所形成的瘢痕，也是观察疗效的一种标志。瘢痕灰白、平坦柔软是疗效正常的体现。如果瘢痕坚硬或呈现紫暗颜色，说明病根未除，还要继续在原处施灸。

（7）适应证：全身各个系统之陈年痼疾与药物难以治疗的病症皆可使用。如神经系统的头痛、偏头痛、中风及脑炎后遗症、癫痫，以及震颤麻痹等；呼吸系统的肺结核、哮喘与慢性支气管炎等；消化系统的溃疡病、慢性胃炎、肠炎，以及肝脾肿大等；心血管系统的心肌炎、心内膜炎、冠心病与脉管炎等；泌尿系统的肾衰竭、肾炎等；四肢及运动系统疾病的肌萎缩、无力、骨髓炎及关节病等；五官科的青光眼、雀目及眼底病、耳鸣、耳聋、耳源性眩晕、慢性鼻炎、鼻渊等。

2. 严肃容老大夫的化脓灸法

严肃容老大夫的化脓灸法，每年只在农历小暑起到白露止这个时期内施灸，不在这个时期内来诊的患者，也要劝其等到此期间来灸治。据初步统计，健康灸与哮喘病的灸治人数占灸治总人数的90%以上，其疗效也尤为显著。

（1）取穴及适应证　健康灸：大椎，艾炷灸9壮；膏肓，艾炷灸9壮。灸治范围：适用于10～25岁的身体矮小、先天或后天不足致发育不良的患者，以及初期肺痨、童痨瘦弱者。疾病灸及治疗病症：适用于哮喘、痞块腹胀（包括血吸虫病引起的肝脾大等症）、肝胃气痛、妇女月经病(干血痨)等疾患。

1)哮喘灸:10～15 岁的青少年:只灸 1 次,即大椎,艾炷灸 9 壮;双肺俞,艾炷灸 9 壮。

成人三年灸,第一年:天突,艾炷灸 5 壮;双灵台,艾炷灸 9 壮;双肺俞,艾炷灸 9 壮。第二年:双风门,艾炷灸 9 壮;大椎,艾炷灸 9 壮。第三年:双大杼,艾炷灸 9 壮;膻中,艾炷灸 7 壮。

2)痫症:也分 2～3 年灸治。第一年:大椎,艾炷灸 9 壮;双膏肓,艾炷灸 9 壮;身柱,艾炷灸 9 壮;前顶,艾炷灸 3 壮。第二年:百会,艾炷灸 6 壮;囟会,艾炷灸 3 壮;神道,艾炷灸 9 壮。

一般灸 2 年多能痊愈,如已灸 2 年疗效不显,第三年艾炷灸 9 壮,见痊愈。

3)肝胃气痛:气海,艾炷灸 9 壮;上脘,艾炷灸 9 壮。

4)痞块腹胀:气海,艾炷灸 9 壮;建里,艾炷灸 9 壮;上脘,艾炷灸 9 壮;中脘,艾炷灸 9 壮;下脘,艾炷灸 9 壮;水分,艾炷灸 9 壮。

5)妇女经病(干血痨):大椎,艾炷灸 9 壮;双膏肓,艾炷灸 9 壮;中极,艾炷灸 9 壮。

以上排列次序,均按灸治穴位先后为序。凡分 3 年灸治的,必须是连续 3 年才能收到确切疗效。

(2)取穴方法:取头部穴位,先定百会穴,令患者正坐,在两耳尖直上正中略后有一凹陷处即定此穴,少数人此凹陷在两耳尖直上正中交点之前,亦取定在凹陷处。其他如取前顶穴、囟会穴,都以所取定的百会穴为准。

背部取穴:在背部取穴时患者背向医生坐下,腰部伸直,颈背部尽量向前下俯,两手按在膝上,医生用同侧之手携患者之手向后拉,患者手心向上,大拇指内侧贴对侧肾俞穴处,医生用另一手的手指重压肩胛骨下缘后上五六分处,有一凹陷,再结合度量符合条件之处即膏肓穴。背部其他穴位以大椎为标准,尺寸与一般书上记载同。

大椎穴的取法:严肃容老大夫对此穴位高低的确定,大致与两肩胛巨骨穴相平而取。大椎穴是取其他穴的标准,一般是取在第一、第二胸椎棘突之间,也有的取在第二、第三胸椎棘突之间,很少取在第七脊椎棘突与第一胸椎棘突之间。

膏肓穴的取法:从大椎穴的下一椎算起,用手指按压数至第四椎下,脊柱两旁边缘起水平向两侧量 3 寸尽端做记号(指甲切按亦可),一般都在肩胛骨下缘后上五六分处按压之凹陷处,不符合上述情况就要重新测量取定。

胸腹部取穴:与一般书上同,唯膻中穴在歧骨中心骨之上凹陷处取定。以上除鼓胀患者腹部取穴以折量寸外,其余均系中指同身寸。

(3)艾炷制作及化脓灸操作

艾炷制作:艾炷用上等陈艾绒填入金属艾炷器压制而成,为大小均匀、底直径 0.6 cm、高 0.8 cm、坚紧的圆锥体,每天一点(穴)。

化脓灸操作:将蒜汁涂敷在已定的穴位上,将艾炷点燃施灸,直至艾炷燃尽自熄,另换 1 壮,重燃艾炷,灸完所需壮数。每灸 1 壮即涂蒜汁 1 次,每天一穴,连续灸完为止,一般不予中断或隔日。施灸时为减轻患者痛楚,艾炷燃至 2/3 以下时,即由专人拍打灸穴周围皮肤。

（4）灸后调护

每穴灸毕，贴上膏药，膏药每天换 1 次，化脓后如脓汁过多，则每天换两三次，直到收瘢后停用膏药。灸完后以肉类等发物佐餐，以促使灸处化脓。10 天左右焦痂脱落，这时起忌食一切发物，以便早日收瘢，需 40 多天。化脓及恢复期内绝对禁止体力劳动与长途步行（休息 2 个月）。注意睡眠姿势以防灸处损伤。虾、蟹、姜三物灸后需忌食 3 个月。

参 考 文 献

[1]　周楣声.周楣声医学全集[M].青岛：青岛出版社，2012.
[2]　边根松.介绍严肃容老大夫的化脓灸法[J].中医杂志，1962，(6)：16-17.

第二十二节　艾炷化脓灸

【定义】

艾炷化脓灸是指以艾炷为灸材，且灸后皮肤化脓的一种灸法，是通过综合经络、腧穴、艾灸三者的共同作用来防治疾病的一种中医外治疗法。化脓灸根据是否使用温灸器，分为艾炷化脓灸和温灸器化脓灸。

【学习目的】

掌握艾炷化脓灸的基本操作技术要点和注意事项，掌握该法的适应证。

【实训方法】

（1）运用互动式体验实训教学法，实训艾炷化脓灸疗法。

（2）指导老师通过 PPT 多媒体教学，系统讲解艾炷化脓灸疗法，演示本法操作步骤。

（3）学生分组练习，分别作为操作者和受术者体验艾炷化脓灸的保健治疗作用。

（4）实训教学之后，学生完成实训报告，积极查阅文献，了解本法的最新研究进展。

（5）经考核合格后，方可单独为患者操作治疗。

【要点内容】

1. 器材准备

艾绒、艾炷制作器、镊子或止血钳、弯盘、火柴、线香、消毒棉签、75％酒精、大蒜汁或医用凡士林、无菌纱布、胶布、酒精灯、消炎药膏等。

2. 操作步骤

（1）选择合适的体位，定取腧穴。患者根据治疗需要选择仰卧位或俯卧位，体位要舒适，充分暴露待灸部位。

(2)穴位消毒,涂黏附剂。使用75%酒精进行穴区皮肤常规消毒,然后在待灸穴位涂以少量的大蒜汁或医用凡士林,以增强穴位刺激作用和艾炷的黏附作用。

(3)艾炷点燃,更换艾炷。将小艾炷平稳放置于腧穴上,用线香点燃艾炷顶部,补法艾炷自然燃烧,泻法轻吹艾炷助燃。艾炷燃尽,除灰,更换新艾炷,直到灸满规定壮数。

(4)轻拍穴旁,减轻灸痛。当艾炷燃至底部时,患者自觉局部灼痛难忍,术者可用双手拇指用力按压腧穴两旁,或用力拍打腧穴附近,以缓解疼痛。

(5)灸后贴药膏,覆盖纱布。灸毕,在施灸处贴敷消炎药膏,再用无菌纱布覆盖,外用胶布固定。

(6)形成灸疮,待其自愈。灸后局部皮肤黑硬,周边红晕,继而起水泡。一般在1周左右施灸部位化脓,局部出现无菌性炎症,其脓汁清稀色白,形成灸疮。5~6周灸疮自行愈合,结痂脱落后留有瘢痕,故本法也称瘢痕灸。

3. 关键技术

(1)艾绒选择:选用质量上乘、无杂质的精制陈艾绒。

(2)艾炷选择:小艾炷。

(3)艾炷燃烧:每个艾炷燃尽后除去艾灰,方可更换艾炷继续施灸。

(4)无菌处理:施灸前后及过程中,应对施灸处皮肤消毒,保护灸疮,以防感染。

(5)治疗前后与患者充分沟通。治疗前要将化脓灸适应证、操作方法、灸疮等基本知识内容向患者宣传。

4. 注意事项

(1)治疗必须征得患者同意,方可施治。

(2)灸疮透发与护理。灸后嘱患者多吃牛羊肉及豆腐等蛋白质含量高的食物,以促使灸疮透发。灸疮期间注意局部清洁,每天更换1次膏药,直至结痂,以免继发感染。

(3)禁忌证:体质虚弱不能耐受者、糖尿病血糖控制不佳者不宜采用此法,颜面部、活动频繁的关节处、表浅的大血管、妊娠期妇女腰骶部和少腹部也不宜采用此法。

(4)灸疮愈后,原处可以重复施以化脓灸。

(5)艾炷大小选用不当。若艾炷过大,疼痛过剧,患者不能接受;若艾炷过小,灸量不足,不易形成灸疮。

(6)艾炷未能燃尽。艾炷未燃尽或艾灰未清除,即更换新艾炷施灸,艾火未能灼伤皮肤,不易形成灸疮。

(7)皮肤消毒不严及灸疮护理不当,易造成皮肤化脓性感染。

【临床应用】

(1)用于治未病,如足三里化脓灸,"若要安,三里常不干",或每年于三伏天进行冬病夏治,增强人们的体质。

(2)临床上治疗哮喘、肺痨、瘰疬、类风湿关节炎等慢性顽疾。

【操作流程】

在使用过程中,我院护理专家初步制订了艾炷化脓灸护理治疗技术的护理操作流程、护理操作规范(试行)以及注意事项。

【知识点】

艾炷化脓灸是将艾炷直接在皮肤上烧灼,或中间放姜片、蒜泥等隔衬物施灸,经过起泡、化脓、形成瘢痕三个阶段,也有只经过前两个阶段者。化脓灸的最早文献记载出自晋代《针灸甲乙经》所载的"发灸疮","欲令灸发者,灸履熨之,三日即发"。《小品方》曰:"灸得脓坏,风寒乃出,不坏则病不除也。"《外台秘要·卷第十八》:"又候灸疮瘥后,瘢色赤白,平复如本,则风毒尽矣。若色青黑者,风毒未尽,仍灸勿止。"

第二十三节　罐　　灸

【定义】

罐灸是指以特制灸罐为工具,利用投火法排除罐内空气,造成负压,使之吸附于治疗部位,再以大艾炷为灸材在灸罐上部同时施灸,充分发挥拔罐和艾灸两种治疗作用,使局部皮肤充血、瘀血,以达到防治疾病目的的中医外治法。本法所述的罐灸是借助罐灸器将拔罐和艾灸在同一部位同时进行治疗,与先拔罐、再艾灸或先艾灸、再拔罐两种外治法不同。

【学习目的】

掌握罐灸的基本操作技术和基本知识,掌握该法的适应证以及注意事项。

【实训方法】

(1)运用互动式体验实训教学法,实训罐灸疗法。
(2)指导老师通过 PPT 多媒体教学,系统讲解罐灸疗法,演示本法操作步骤。
(3)学生分组练习,分别作为操作者和受术者体验罐灸的保健治疗作用。
(4)实训教学之后,学生完成实训报告,积极查阅文献,了解本法的最新研究进展。
(5)经考核合格后,方可单独为患者操作治疗。

【要点内容】

1. 术前准备
(1)术前检查:做灸罐的常规安全检查,看其是否有裂纹、破损,罐口是否光滑。
(2)施灸部位:在身体躯干面积较大的部位均可行罐灸治疗。

（3）体位选择：根据患者病情选择仰卧位或俯卧位，嘱患者全身放松，暴露治疗部位。

（4）拔罐用品：罐灸器（透明罐灸器、砭砂罐灸器）、无烟大艾炷、95％酒精和75％酒精、打火机、弯盘、止血钳或镊子、垃圾桶等物品。

（5）患者准备：实施罐灸治疗前应加强与患者的交流，告知罐灸的注意事项，以便患者配合。缓解患者紧张情绪，使其身体及精神放松。

（6）环境要求：环境卫生要求应符合 GB 15982—2012 的规定，保持环境安静、清洁卫生、温度适宜，具备排风设备。

2. 操作方法与步骤

以脐腹部操作为例，患者取仰卧位，全身放松。

（1）根据病情、体质、部位选取合适的体位，暴露施术部位，选择适宜的灸罐。

（2）投火法吸附：患者仰卧位，脐部放置一燃火台，将小棉球点燃后投入燃火台，迅速将灸罐倒扣在脐腹部。

（3）留置火罐：灸罐留置于体表，拔罐吸附力大小适中。根据病情、患者耐受程度、年龄、拔罐松紧程度、皮肤颜色等留置 20～30 分钟，以皮肤红润、充血或瘀血为度。

（4）起罐：一手握罐，另一手拇指或示指按压罐口周围皮肤，使之凹陷，空气进入罐内，罐体自然落下。

（5）清洁灸罐：清除艾灰，检查灸罐是否有损伤，各物品归位。

3. 关键技术

（1）体位选择：以躯干前后面积较大的腰背臀腹为施术部位，以便于操作、患者自觉舒适能够耐受留罐的仰卧位或俯卧位为佳。

（2）灸罐的选择：火罐大小的选择依据受吸拔的部位和患者的耐受程度而定。两种灸罐各有优点：透明罐灸器可以观察灸罐内皮肤改变情况；砭砂罐灸器保温效果好，温热舒适。

（3）吸拔力大小的选择：根据患者受拔施术部位的耐受程度、火源的大小、在罐内停留的时间、灸罐大小、灸罐在皮肤上的停留时间等决定灸罐对皮肤吸拔力的大小。

（4）留罐时间：一般 20～30 分钟，体质弱者可缩短时间，体质壮实者则留罐时间可适当延长。

4. 注意事项

（1）患者在大汗后、劳累后、精神紧张或饥饿时不宜进行该疗法治疗，舒适的体位能够使患者持久治疗，防止晕罐、晕灸。

（2）有出血倾向的血液病患者，如血友病、血小板减少、白细胞降低者，严禁使用本法。皮肤肿瘤、破溃、感染者不宜罐灸。

（3）治疗前与患者沟通，取得患者同意方可进行。

（4）根据治疗部位、患者体质和病情选择大小合适的火罐，玻璃罐便于观察皮肤变化、出血量多少、毫针的状态，药罐可发挥中药和拔罐的双重作用。

（5）灸罐松紧适中，温热舒适，一般不会发生晕灸、晕罐情况，但要求操作者手法熟练,注意火源的管理。

(6)治疗结束后,注意患者是否出现晕灸,嘱患者休息 5～10 分钟再离开诊室,避免灸后受凉。

(7)拔罐后注意保暖,适当休息,避免熬夜、受凉、久视。清淡饮食,避免寒凉、辛辣肥甘之品及酒类。

5. 灸后水泡的处理

治疗后因操作不当或患者体质、病情等因素造成皮肤起水泡,应视水泡大小予以不同的处理。若水泡较小可不做处理,待其自行吸收;若水泡较大,可用消毒针具挑破水泡,放出泡液,再用消毒干纱布覆盖,防止感染。

6. 禁忌

(1)有急性疾病、高热、出血性疾病以及接触性传染性疾病患者不宜拔罐。

(2)皮肤过敏、溃疡、水肿者及外伤、骨折者不宜拔罐。

(3)大血管分布部位、皮肤褶皱过多处、毛发过密处、骨骼突出等凹凸不平之处不宜拔罐。

(4)孕妇的腹部、腰骶部位,体质虚弱者、妇女产后,不宜拔罐。

(5)行为不能控制及不能配合治疗者不宜拔罐。

【临床应用】

(1)罐灸具有通经活络、行气活血、消肿止痛、祛风散寒等作用,既可用于治疗疾病,也可用于预防保健。

(2)拔罐适应证较广,多用于胸腹腔疾患、风寒湿痹、腰背肩臂腿痛、关节痛、软组织闪挫扭伤及伤风感冒、头痛、咳嗽、哮喘、胃脘痛、呕吐、腹痛、泄泻、痛经、中风偏枯、荨麻疹等。

【操作流程】

在使用过程中,我院护理专家初步制订了罐灸护理治疗技术的护理操作流程、护理操作规范(试行)以及注意事项。

【知识点】

罐灸是拔罐疗法与灸法的一种结合,是以罐灸器为施灸器具的温灸器灸法。以罐灸器为温灸器施灸的方法逐渐完善,罐灸法的器械、操作方法、适应证完备。罐灸主要在躯干部位施灸,以腹部为多见,可以调理人体腹腔内环境,扶正祛邪,改变人体的寒热虚实,从而调理由于寒湿热引起的瘀滞。

1. 脐灸罐的特色和材质

脐灸罐以砭石粉为主要原料。砭石含有锶、钛、铬、锰、锌等 30 多种对人体有益的稀土和微量元素。砭石做罐保温性能优良,艾热温和醇厚。脐罐灸的材料还含有高端紫砂壶的泥料,透气性强,其结构性能、热学性能、力学性能等物理性能与气孔率、体积密度、吸水率、透气度、气孔孔径大小相关。因此脐罐灸在施灸的过程中是艾灸的热气通过罐体的气孔将其热气和药气传导到穴位而产生效果的。

2. 药物作用

根据雷火神针配方制作无烟艾条,配合脐药和药酒外用。

以无烟艾条为施灸原料,火力足,窜感强,透热速度快,具有透骨入髓之感。

脐药配方,根据不同的体质和不同的药引子,在施灸期间塞入脐内,通过艾灸的热气和药气,充分发挥其药效,同时艾灸的热力推动脐药的吸收,事半功倍。

药酒炮制疗法在中国已有几千年的历史,能打开腠理,帮助吸收,活血化瘀,施灸前涂刷药酒,可使艾灸和药酒的作用最大化,从而使临床效果达到最大化。

第二十四节　数联组合灸法

【定义】

数联组合灸法,又称组合灸法,是将两种或两种以上单式灸法按照一定的治疗原则联合应用的复式灸法,是通过综合经络、腧穴、药物、艾灸四者的共同作用来防治疾病的一种中医外治疗法。组合灸法是梅花针灸学派特色灸法之一。

【学习目的】

掌握数联组合灸法的基本操作技术和基本知识,掌握该法的适应证。

【实训方法】

(1)运用互动式体验实训教学法,实训数联组合灸法。

(2)指导老师通过 PPT 多媒体教学,系统讲解数联组合灸法,演示本法操作步骤。

(3)学生分组练习,分别作为操作者和受术者体验数联组合灸法的保健治疗作用。

(4)实训教学之后,学生完成实训报告,积极查阅文献,了解本法的最新研究进展。

(5)经考核合格后,方可为患者单独操作治疗。

【要点内容】

1. 术前准备

(1)术前检查:做温灸器的常规安全检查。

(2)施灸部位:上下、前后或远近配穴法,两种或三种灸法同时施灸。

(3)体位选择:根据患者情况选择适宜体位,嘱患者全身放松,暴露治疗部位。

(4)其他辅助用品:温灸器、艾绒或艾条、打火机、血管钳、75%或95%酒精棉球、无菌纱布、消毒弯盘、酒精灯、垃圾缸。

(5)患者准备:实施数联组合灸法治疗前应加强与患者的交流,告知数联组合灸法的注意事项,以便患者配合。缓解患者紧张情绪,使其身体及精神放松。

(6)环境要求:环境卫生要求应符合 GB 15982—2012 的规定,保持环境安静、清洁卫生、温度适宜,具备排风设备。

2. 操作步骤

(1)取穴:按数联组合灸法治疗方案常规取穴。

(2)消毒:对腧穴进行常规消毒。

(3)放置温灸器:依据数联组合灸法操作。

(4)调整灸温:根据患者反馈,调整艾灸温度。

(5)灸后处理:达到规定施灸时间后,清理温灸器。

3. 关键技术

(1)温灸法的选择:根据患者体质选择合适的体位,根据病情选择相应的数联组合灸法。

(2)灸温的控制:艾条段的大小、与皮肤的远近距离是控制艾温的因素,与患者沟通艾热信息,予以适当调节。

(3)灸时与灸量:每次灸治一般 30~60 分钟,慢性病治疗疗程较长。

4. 注意事项

(1)患者在大汗后、劳累后、精神紧张或饥饿时不宜进行该疗法治疗,舒适的体位能够使患者持久治疗。

(2)治疗期间要注意治疗温度,以灸后皮肤潮红为度,防止灸温过高发生烫伤。

(3)治疗室内应有排烟设备,及时排烟或通风。

(4)治疗结束后,嘱患者休息 5~10 分钟再离开诊室,避免灸后受凉。

(5)注意是否出现晕灸,如发生晕灸应及时处理。

(6)嘱患者灸后注意保暖,适当休息,避免熬夜、受凉、久视。

(7)清淡饮食,避免寒凉、辛辣肥甘之品及酒类,以免影响疗效。

5. 灸后水泡的处理

灸后皮肤出现红晕是正常现象,若艾火热力过强,施灸过重,皮肤易起水泡,小水泡一般不需处理,水泡较大按烫伤处理。

6. 禁忌

(1)过敏体质者、局部皮肤破损者、严重内科疾病患者禁用本疗法。

(2)有精神疾患不能配合治疗者禁用本疗法。

(3)小儿及其他不能配合治疗者,禁灸,以防发生烫伤。

【临床应用】

热证、实证、寒证、虚证皆可应用,以相应药物配制的艾条进行辨证施灸。

【操作流程】

在使用过程中,我院护理专家初步制订了数联组合灸法护理治疗技术的护理操作流程、护理操作规范(试行)以及注意事项。

【知识点】

数联组合灸法是将两种或两种以上单式灸法按照一定的治疗原则联合应用,是一种艾灸选择法,根据单式灸法联合应用的数量而定名。两种单式灸法联合应用,称二联组合灸法。三种单式灸法联合应用,称三联组合灸法。灸法联合应用的数量决定灸量的大小,数量越多、灸时越长,灸量越大,多种灸法联合应用属重灸。根据患者年龄、体质情况、体形胖瘦以及对于灸法治疗耐受程度不同,制订个体化灸法治疗方案,选用两种或数种灸法组合应用,临床应用主要有按部位组合施灸、按补泻组合施灸、按轻重组合施灸三种。

1. 按部位组合施灸

灸法是针灸疗法的主要组成部分。从古至今灸法种类繁多,按不同的标准分类有利于详细认识灸法的特点,以便更好地为临床服务。古今在人体的头颈、五官、胸腹、背腰、上肢、下肢均有不同的施灸方法,因此,按人体部位施灸分为三类:一是上部灸,指在头颈和五官部位施灸,治疗头面五官颈项部疾病,如头颈灸、耳灸、眼灸、百会灸、角孙灸、翳风灸、风池灸;二是躯干灸,指在胸腹背腰部施灸,治疗躯干脏腑病证,如胸阳灸、通脉温阳灸、脐腹灸以及传统的中脘灸、神阙灸、气海灸、关元灸、命门灸、膏肓灸、骑竹马灸等灸法;三是四肢灸,指在四肢部位施灸,如梅花针灸学派的肢体灸、足灸以及足三里保健灸、涌泉灸引火归元、至阴灸调整胎位、隐白灸调理月经过多等。

"阴升阳降"是施灸顺序和组合施灸的理论依据。古人认为,天为阳,地为阴,阳气下降,阴气上升,阴阳之气交互感应,"阴升阳降"为正常的阴阳变化顺序,人与天地相应,人体阴阳之气亦应如此。《素问·阴阳应象大论》中曰:"清气为天,浊阴为地。地气下为云,天气下为雨。雨出地气,云出天气。"《六微旨大论》中曰:"气之升降,天地之更用也……升已而降,降者谓天;降已而升,升者谓地。天气下降,气流于地;地气上升,气腾于天。故高下相召,升降相因,而变作矣……有德有化,有用有变,变则邪气居之。"变化也,在德为化,在邪亦为化。

人体营气在十二经的流注方向,遵循阴升阳降的规律,"手之三阴从胸走手,手之三阳从手走头;足之三阳从头走足,足之三阴从足走腹"。(《灵枢·逆顺肥瘦》)针刺、艾灸的顺序亦是从上到下,从阳到阴,《千金要方·针灸上》中云:"凡灸当先阳后阴,言从头向左而渐下,次后从头向右渐下,先上后下。"

上下、远近、前后是相对而言的,人体站立时,上指头颈、面部五官,相对于头颈而言,下指四肢、躯干,上肢相对于下肢而言为上,同名经配穴是上下肢腧穴配合应用的特殊应用;前指胸腹部,后指背腰部,俞募配穴是前后配穴的特殊应用;远是指在四肢部位,近在胸腹背腰部。

按部位配穴,分为三种:上下配穴组合灸法、前后配穴组合灸法、远近配穴组合灸法。

(1)上下配穴组合施灸法:上下配穴组合施灸法指在上部的头颈灸、耳灸、眼灸、百会灸与躯干的蔡氏通脉温阳灸、胸阳灸、脐腹灸以及四肢的肢体灸、足灸或中脘灸、神阙灸、气海灸、关元灸、足三里灸等数种灸法上下配合应用的方法,是一种按部位命名的温灸器配合法,上为阳,下为阴,是"阴升阳降"理论在灸法按部位配合施灸的应用。上下两种灸法组合应用称为二联组合灸法,上中下三种灸法组合应用称为三联组合灸法。

(2)前后配穴组合灸法:人体胸腹腰背各个部位也是层次分明的阴阳对立统一体。《素问·金匮真言论》中云:"言人身之阴阳,则背为阳,腹为阴……故背为阳,阴中之阳,心也;背为阳,阳中之阴,肺也;腹为阴,阴中之阴,肾也;腹为阴,阴中之至阴,脾也。"腹为阴,背为阳,在腹部施灸,即从阴引阳,激发阳气的功能,使人体阴阳平衡。《灸绳》灸赋中云:"阴阳为万物之纲纪,变化之父母,识明阳之大道,作灸海之南针。心为阳,背为阳,阳中之阳,求至阳之上下;肾为阴,腹为阴,阴中之阴,在阴交之周围。"

背俞穴是脏腑之气输注于背腰部的腧穴,募穴是脏腑之气结聚于胸腹部的腧穴,两者相互配合应用为俞募配穴法。脏为阴,腑为阳,脏病多取背俞穴治疗,腑病多取募穴治疗,《素问·阴阳应象大论篇》云:"阳病治阴,阴病治阳。"通脉温阳灸在背部施灸,脐腹灸在腹部施灸,背为阳,腹为阴,两者配合应用有平衡阴阳、疏通经络之功。俞募配穴法又称前后配穴组合灸法,或阴阳配穴组合灸法,是腧穴灸相合配合应用的组合方式。

通脉温阳灸灸盒、胸阳灸灸盒、脐腹灸灸盒三者结构上的共同特点为:"川"字形燃艾网能够固定艾条段的位置,可以分别用于腧穴灸、经络灸、面灸;辅助性艾灸器械——通脉温阳灸聚烟罩、通脉温阳灸排烟系统的临床应用,实现了无烟化治疗的效果。

周楣声教授阳光普照法的应用,背为阳,心为阳中之阳,指在以至阳穴为中心的第3至8胸椎棘突之间的背部取穴灸治;腹为阴,肾为阴中之阴,脐腹灸在腹部灸治。在阳光普照区的灸治和在腹部进行脐腹灸配合应用称为阴阳配穴法,《灸绳·灸赋》曰:"百川归海,前后相通;阳光普照,四末可及。"在背部阳光普照区选穴施灸能够扶阳抑阴,而在腹部施灸称百川归海,用于从阴引阳、后病前取以治腰痛及其他病证,其感传作用更能前后相通。命门与阴交,不论为前后同取或单取,对下腹及下肢病均可收良效。

(3)远近配穴法:胸腹腰背为近,四肢为远,在躯干施行脐腹灸、胸阳灸,或通脉温阳灸与四肢腧穴灸,或肢体灸、足灸相配合应用,同时或先后施灸,称为"远近配穴灸法",《四总穴歌》称"肚腹三里留",和艾灸足三里配合使用治疗胃肠道疾病疗效更佳,和艾灸三阴交配合使用治疗泌尿生殖系统疾病疗效显著。

2. 温补、温泻组合施灸

(1)补虚泻实:中医虚证用补法治疗,实证用泻法治疗,"实则泻之,虚则补之"(《素问·三部九候论》),"盛者泻之,虚则补之,热则疾之,寒则留之,陷下则灸之,不盛不虚,以经取之"(《灵枢·经脉》)。灸法的补泻治疗由以下几个方面决定:艾灸操作方法、腧穴的特殊治疗作用、疾病的病理状态。

(2)温泻、温补灸法:《内经》以艾灸的操作方法论补泻。《灵枢·背腧》中记载:"气盛则泻之，虚则补之。以火补者，毋吹其火，须自灭也；以火泻者，疾吹其火，传其艾，须其火灭也。"杨上善注解云："吹令热入以攻其病，故曰泻也。傅音付，以手拥傅其艾吹之，使火气不散也。"《丹溪心法·拾遗杂论》云："灸法有补泻火，若补火，艾至肉；若泻火，不要至肉，便扫除之。"这段古文论述了艾灸的补泻和方法，一种是"毋吹其火，须自灭也"，为"火补"；另一种是"疾吹其火，传其艾，须其火灭也"，为"火泻"。周楣声教授将《内经》艾灸"火补""火泻"灸法发扬光大，发明了具有温泻作用的吹灸疗法，以及具有温补作用的灸架灸。蔡氏通脉温阳灸、头颈灸、脐腹灸、胸阳灸、肢体灸、足灸等均属于温补灸法。

针对虚实夹杂证，可以采用补泻兼施灸法治疗，即吹灸疗法配合其他灸法联合使用。

3. 按轻重组合施灸

（1）三焦分治：《内经》认为，膈上为上焦，胃部为中焦，胃以下为下焦。上焦的生理功能主要是输布水谷精微（气血）。如《灵枢·决气》云："上焦开发，宣五谷味，熏肤、充身、泽毛，若雾露之溉……"《灵枢·营卫生会》又概括为"上焦如雾"。中焦具有消化、吸收并转输水谷精微和化生气血的功能。《灵枢·营卫生会》云："中焦……此所受气者，泌糟粕，蒸津液，化其精微，上注于肺脉，乃化而为血，以奉生身。"并概括中焦的功能为"中焦如沤"。《难经·三十一难》亦持此说："中焦者，在胃中脘，不上不下，主腐熟水谷。"下焦主要指下腹部，包括肾、膀胱及大小肠，主要生理功能为传导糟粕，排泄二便。《难经·三十一难》云："下焦……主分别清浊，主出而不内，以传道也。"《灵枢·营卫生会》云："下焦者，别回肠，注于膀胱而渗入焉。故水谷者，常并居于胃中，成糟粕而俱下于大肠，而成下焦。渗而俱下，济泌别汁，循下焦而渗入膀胱焉。"

清代吴鞠通根据三焦的功能特点创立三焦辨证，治疗湿热病证，以"始上焦，终下焦"概括温病传变的规律，同时提出了"治上焦如羽，治中焦如衡，治下焦如权"的温病治疗原则。根据三焦的不同生理、病理特点确定施灸轻重称为三焦分治，上焦病证、轻证以及疾病恢复期宜轻灸，中焦、下焦病证宜重灸。

（2）轻灸与重灸：轻灸与重灸是相对而言的，在保健灸和治疗灸时各有体现。灸法轻重与每次施灸时间、灸后是否起泡化脓、艾炷壮数、疗程、每次间隔时间等因素有关。因此，轻灸是指每次施灸时间短，或灸后不起泡化脓，或艾炷壮数少，艾炷小，或疗程短，或每次间隔时间长，灸时疼痛不甚；重灸是指每次施灸时间长，或灸后起泡化脓，或艾炷壮数多，艾炷大，或疗程长，或每次间隔时间短，灸时疼痛较甚。以关元灸为例，治未病，具有补益元气抗衰老的作用。《扁鹊心书》中曰："每夏秋之交，即灼关元千壮，久久不畏寒暑。人至三十，可三年一灸脐下三百壮；五十，可二年一灸脐下三百壮；六十，可一年一灸脐下三百壮；令人长生不老。"关元灸，用于保健灸，每次施灸时间长，灸后起泡，属重灸，但3年或2年施灸1次，又具有轻灸的特点。

临床治疗时，年老体弱者、幼儿、不能耐受重灸者，可以施行轻灸法。我们在临床应用蔡氏通脉温阳灸进行保健或治疗时，每次灸治1～2小时，灸后不起泡化脓，2～4周1次。体质壮实，能够耐受长时间治疗者，应用重灸法，通脉温阳灸每次灸治2～4小时，1周1次，灸后起泡或不起泡。

第四章　针法及其他疗法

第一节　火　针　法

【定义】

火针法,古代又称为焠刺,是将特制的针具用火烧红以后刺入一定的部位以治疗疾病的方法。

【学习目的】

(1)掌握火针法的操作要点和注意事项,掌握该法的适应证。

(2)熟悉火针法的操作误区。

【实训方法】

(1)运用互动式体验实训教学法,实训火针疗法。

(2)指导老师通过 PPT 多媒体教学,系统讲解火针疗法,演示本法操作步骤。

(3)学生分组练习,分别作为操作者和受术者模拟火针的操作步骤。

(4)实训教学之后,学生完成实训报告,积极查阅文献,了解本法的最新研究进展。

(5)经考核合格后,方可单独为患者操作治疗。

【要点内容】

1. 器材准备

火针针具、止血钳、弯盘、碘伏、消毒棉签、95％酒精、打火机、万花油、消毒纱布等。

2. 操作步骤

(1)选择体位。患者应保持舒适、放松的体位,便于术者操作。

(2)选择穴位。选穴宜少,多以病变局部穴位为主,避免选面部、大血管、肌肉浅薄处的穴位。

(3)皮肤消毒。先用碘伏消毒,再以酒精脱碘,穴区皮肤需进行严格消毒。

(4)持针烧针。左手持拿火源(酒精灯或酒精棉球),右手拇、示、中指微屈夹持火针针具,火源尽量靠近治疗部位。将针尖置于火源的外焰处烧针,以针尖部烧至通红甚至发白为佳。

(5)快速针刺。将火针对准穴位垂直点刺,速进速退,一般一穴点刺一至数针。点刺完毕,用无菌棉球按压针孔,以减少疼痛并防止出血。

(6)针后处理。操作完成后,穴区皮肤再次消毒,针孔压迫止血后,一般不需特殊处理,亦可在针孔局部涂万花油。若刺入较深,4～5分,或点刺较多,宜敷以消毒纱布以防感染。

3. 关键技术

(1)针具选择:根据不同的病情,选用合适的火针,常用的有单头火针(分为细火针、粗火针)、三头火针等。

(2)操作手法:火针施针总的要求是"红""准""快"。

烧针至红或白:烧针是使用火针的关键步骤,必须把针烧红甚至发白才能操作。

针刺要准:点刺要求准确度要高,可先在施术部位作标记,用拇指掐"+"字,以便刺入准确。

针刺要快:火针针刺要速进速退,全过程务必于1/10秒内完成。

(3)针刺深度:针刺的深度应据针刺部位的肌肉厚薄、有无血管神经分布而定,四肢、腰腹部穴位深厚者针刺稍深,胸背部稍浅,痣疣等皮肤病以至其基底部为宜。

4. 注意事项

(1)本法创伤性较大,应与患者进行充分沟通后方可进行治疗。

(2)勤加练习,熟练掌握操作的要点"红、准、快"后,方可给患者治疗,否则易引起治疗部位剧烈疼痛。

(3)大血管、肌腱、神经干部位禁用火针,面部要慎用火针。

(4)患者精神紧张、劳累、饥饿时不宜用火针,糖尿病患者一般不宜用火针,血友病和有出血倾向者禁用火针。

(5)针刺后,局部呈现红晕或红肿未能完全消失时,应避免着水,以防感染。

(6)针尖未烧红或烧白,温度不够高时,不宜行火针操作,否则剧痛,影响疗效。《针灸大成·火针》曰:"灯上烧,令通红,用方有功。若不红,不能去病,反损于人。"

(7)针刺偏离穴位,针刺操作速度太慢,皆易导致疼痛,影响疗效。

(8)术后注意保暖,适当休息,清淡饮食,避免寒凉、肥甘之品及酒类,以免影响疗效。

【临床应用】

单头火针多用于治疗色斑等皮肤病、痛证等,三头火针常用来治疗外科脓肿。

【操作流程】

在使用过程中,我院护理专家初步制订了火针护理治疗技术的护理操作流程、护理操作规范(试行)以及注意事项。

【知识点】

火针古称焠针,周楣声认为,因其与直接灸有着近似的作用机制和适用范围,故火针法亦称为焠灸。火针法是传统的融灸与针于一体的治疗方法,最早文字记载和具体应用见《灵枢·经筋》:"燔针劫刺,以痛为腧。"人类掌握了火,则发明了灸法;掌握了冶炼技术,则发明了金属针。灸与金属针的结合,出现了燔针、火针、煨针、焠针、烧针、温针等不同名称而作用相近的灸针联合疗法。火针与直接灸功用相似,都是人为造成一种烧灼伤,是由急剧强烈的刺激延续为温和持续的刺激所产生的结果。火针的主要特点是作用持久,刺激均衡,对于慢性病特别适宜。故周楣声认为火针是直接灸的变法,而称为焠灸。

1. 周楣声火针刺法

周楣声改进了旧式火针操作,以大头针为针具,用酒精灯烧灼,再用血管钳夹持操作。取血管钳 1 把,大小不拘,火酒灯 1 台,办公用大头针数枚即可,安排好患者的体位,选定孔穴,皮肤及工具无消毒要求,将大头针在酒精灯上烧红,对准孔穴刺入,分点刺与按刺两种。

点刺法:垂直刺入,深 1～2 cm,每穴可点 3～5 下,可呈三角形或梅花形,各点之间距离不要太远,只要不互相重叠,一点即去,不要久停,点入时可冒出一缕白烟,但痛感并不剧烈,取穴可以多至 10 个以上,适用于一般病种,这是常规刺法,也是麦粒灸的改进。

按刺法:针刺入穴 2～3 cm,用力下按,针不深入,不要放松腕力,可停留 10～20 秒出针。灼痛增强,针感可向远处传导,常用于瘫痪及剧痛难忍之时,一般只取 2～3 穴,最多不超过 4 穴。如症状未缓解,可在原处再重复一次。

除颜面、手足指及动脉应手诸穴外,全身皆可取用,尤以头部诸穴,瘫痪诸疾必取。直接灸的取穴常以 1～2 穴为宜,而在火针取穴可以多至 3～5 穴。对新病久病,轻重缓急,各种症候均适宜,对高热神昏、瘫痪癫痫、四肢强直、角弓反张等危症重症,更为有效。周楣声曾治一例高热狂躁患者,高热 42℃,首先为患者按刺大椎穴,第一针神定,第二针神清,第三针体温立即下降至 39℃,未服用任何药物,6 小时后体温降至正常。

周楣声认为,火针具有灸法的部分作用,称"火针代灸",在其临床实践过程中,总结了火针治疗流行性出血热腰痛、发热等症状以及其他疾病导致的发热、腰痛、头痛等病症,形成了"大椎五针"(大椎及上下左右各 1 寸)、阴交四穴(阴交、命门、肾俞)和百会五针(百会、四神聪)等经验穴组。

随着火针针具的革新,并结合周楣声教授火针治疗经验,临床治疗时,应进行严格消毒,采用不锈钢或钨锰合金制作的火针。

2. 现代火针操作

(1)术前标记穴位,让患者心安:治疗前一是安慰患者,使患者了解火针疗法,消除恐惧心理,取得患者配合,《针灸聚英·火针》曰:"凡行火针,必先安慰病患,令勿惊心。"二是选穴标记,选定治疗穴位或部位,固定体位,标记穴位,常规消毒。

(2)烧针发白,医生精神集中:临床以酒精灯火烧针。医生需集中精神,左手持灯,右手持针靠近治疗部位,针尖方向指向施术部位,于外焰处先加热针体,再加热针尖,将针烧至发白即可点刺。《针灸聚英·火针》中曰:"烧针之人,委令定心烧之,恐视他处,针冷治病无功。"

火针加热时务必要使针体针尖处通红或发白，《备急千金要方·用针略例》曰："以油火烧之，务在猛热，不热即于人有损也。"

（3）两种火针进针法：火针的进针方法，一是快针法，二是留针法。①快针法：是指快速进针、快速出针、留针时间短暂的刺法。《针灸聚英·火针》记载了快针操作法："凡行火针，一针之后，疾速便去，不可久留。"根据操作部位不同，有单穴点刺法、散刺法、密刺法等。单穴点刺法常用于刺经穴、奇穴或阿是穴，针刺深度根据病情及穴位位置而定；密刺法是用中号火针密集刺激病灶局部的刺法，其深度以针尖透过皮肤病变组织而刚接触正常组织为宜，针处常见出血，先不做止血处理，让瘀血尽出自止。散刺法是以火针分散地点刺病灶局部的刺法，多用细火针浅刺。②留针法：是指火针快速刺入治疗部位，不即刻出针，留针数分钟，可行捻、转、提、插等手法，然后再出针，留针时间视病情而定，具有散结化痰祛腐的作用，主要用于治疗良性肿瘤、瘰疬痰核、囊肿等增生坏死性疾病，《针灸聚英·火针》记载了火针治疗癥块结积："火针甚妙，于结块之上，须停针慢出，仍转动其针，以发出污滞。"

（4）火针针刺深度：火针治疗要深浅度适宜，《针灸聚英·火针》曰："切忌太深，深则反伤经络，不可太浅，浅则治病无功，但消息取中也"，并认为"不适深浅，有害无利"。《本草纲目·火针》亦云："凡用火针，太深则伤经络，太浅则不能去病，要在消息得中。"

（5）火针治疗后注意调养：在火针治疗后，首先注意对火针针孔的护理，禁用冷水冲洗，避免风寒外袭，火针治疗之后可用铁钉烧红或艾灸针孔表面，引热外出，否则针孔内热气伏留而不得泻易成痈疾，肉薄处禁用水冲洗。《医心方·针例法》记载了针孔的处理方法："针讫以烧钉赤，灸上七过佳也，毋钉灸上七壮而以引之佳也，不则大气伏留以为肉痈也。若肉薄之处不灸，亦得大禁水入也。"醉酒、过度饥饿、劳累、精神过度紧张或畏惧火针者，暂停火针，《针灸聚英·火针》特别强调了"凡大醉之后，不可行针"；凝血机制障碍者或有出血倾向者禁用火针；大血管、重要脏腑器官周围慎用火针。

（6）医生心志坚定：火针是一种重刺激针法，不但需要患者克服恐惧心理，医生亦需具备果敢坚决的心理素质，并且在火针治疗过程中专心致志，心无旁骛。《针灸聚英·火针》曰："须有屠儿心、刽子手，方可行针"，同时也提出"烧针之人，委令定心烧之"。

（7）辨患者体质：火针治疗刺激性较强，治疗时间通常视患者的耐受情况、体质、病情以及针孔的恢复程度而定，一般隔日 1 次，《针灸聚英·火针》曰："凡下火针，须隔日报之。"

火针治疗需辨识患者体质及心理素质，《灵枢·寿夭刚柔》首提劳力者和劳心者选用不同治法："刺布衣者，以火焠之；刺大人者，以药熨之。"《备急千金要方·用针略例》中指出："诸小弱者，勿用大针。"

第二节 芒针疗法

【定义】

芒针疗法是指以芒针针具进行深刺或沿皮横刺的一种特殊针法。

【学习目的】

掌握芒针的基本操作技术和基本知识,熟悉该法的适应证。

【实训方法】

(1)运用互动式体验实训教学法,实训芒针疗法。

(2)指导老师通过 PPT 多媒体教学,系统讲解芒针疗法,演示本法操作步骤。

(3)学生分组练习,分别作为操作者和受术者体验芒针的保健治疗作用。

(4)实训教学之后,学生完成实训报告,积极查阅文献,了解本法的最新研究进展。

(5)经考核合格后,方可单独为患者操作治疗。

【要点内容】

1. 器材准备

芒针针具、止血钳、弯盘、消毒棉签、75％酒精棉球等。

2. 操作步骤

(1)选择体位。患者应保持舒适、放松的体位,便于术者操作。

(2)选择穴位。选穴宜少而精。

(3)皮肤消毒。穴区皮肤进行严格消毒。

(4)刺法。根据治疗部位不同,选择合适的刺法。在刺法上腹部及四肢肌肉丰厚处多用直刺;腰背部多用斜刺;一针透多穴时宜平刺;天突等特殊穴位多用弯刺;如为加强针刺感应,可用透穴法,如太阳透下关。

(5)直刺进针。首先要求刺手和押手密切配合,刺手执针,使针尖抵近穴区皮肤,再放上押手。两手同时用力,刺捻结合,迅速进针,透过皮表,然后在两手配合下,轻捻缓进,送针至所需的深度。

(6)运针得气。运针时采取押手与刺手灵巧配合;刺手以拇指、中指、示指夹持针柄,前后小幅度快速捻转,而押手示指轻轻向下循按针身,如雀啄之状。

(7)芒针出针。芒针多不留针,透穴可适当留针 15～20 分钟。出针时,亦需刺手和押手配合,顺刺入方向缓缓退出,用消毒干棉球按压针孔片刻。

3. 关键技术

(1)针具选择:根据患者不同的病情,选用合适的芒针。芒针针具,其规格以 28 号、

30号、32号为主,长度多用3寸、5寸、6寸及8寸。

(2)操作手法:芒针的针刺操作必须两手协作,灵活配合。

(3)进针:进针要轻巧,利用钢丝的弹性缓缓按压,以便最大限度地减轻疼痛。

(4)施术时要分散患者注意力,消除其恐惧心理,以避免肌肉紧张给进针带来困难。

(5)进针时两手同时用力,压捻结合,迅速刺过表皮;然后再徐徐捻进,达到相应深度。

(6)行针提插范围可略大,动作宜配合默契,频而细,轻而柔,不要损伤脏器或引起患者不适感。

4. 注意事项

(1)芒针属于特殊针法,应与患者进行充分沟通后方可进行治疗。

(2)勤加练习,熟练掌握操作的要点。捻转行针结合轻重、快慢、方向的不同要求,可以起到补泻作用。

(3)运针不能朝单一方向捻转,否则针身容易缠绕肌肉纤维,增添患者疼痛。

(4)针感不强时,针刺变换方向,压手循按增强得气感应。

(5)一些穴位针刺时需变向刺入,根据不同穴位的解剖特点,押手相应地改变所掌握的针刺角度,以使针尖沿着变换的方向,顺利深入,如天突弯针刺。

(6)施针完毕后,将针缓慢退至皮肤表层,再轻轻抽出,边退针边揉按针刺的相应部位,以防出血和疼痛。

(7)出针后有血液从针孔溢出,应迅速以干棉球按压针孔,直至停止出血为止。

(8)取针后,宜令患者在诊室内休息数分钟再离开,以防晕针。

(9)芒针刺入穴位后,告诫患者不可变动体位,以免造成弯针、滞针或折针。

(10)背、胸及两胁肋内有重要脏器的部位,如心、肺、肝、脾等处的体表,宜采用平刺,禁用直刺。

(11)针刺时必须缓慢,切忌快速提插,以免损伤血管或器官组织。如针尖遇到阻力,必须退针或改变方向再进针。

(12)过饥、过饱、过劳、醉酒者,年老体弱者,孕妇,儿童,以及某些不能配合治疗者,忌用芒针治疗。

(13)术后注意保暖,适当休息,清淡饮食,避免寒凉、肥甘之品及酒类,以免影响疗效。

【临床应用】

用于临床治疗,寒热虚实病证皆可应用。

【操作流程】

在使用过程中,我院护理专家初步制订了芒针护理治疗技术的护理操作流程、护理操作规范(试行)以及注意事项。

【知识点】

现代临床应用的芒针针具是用较细而富有弹性的不锈钢丝制成的,因其形状细长如麦芒,故称芒针,它是由古代九针之一的"长针"发展而来的。

由于不锈钢芒针针体柔软纤细,进针难度大,我们经过多次改进后发明了"Z"字形芒针,针柄与针体之间呈"Z"形,选用制作火针的钨钢作为材料,针体细硬有韧性,具有火针和芒针两种针具的双重特性。该芒针获国家发明专利。这种芒针由针尖、针身、翼状针根、"Z"字形针柄四部分组成,其特征在于:针身设置为细长圆柱状,采用钨钢制造;针尖设置为钝圆状,尖而不锐,避免刺伤血管;针柄设置为"Z"字形,针柄前端与翼状针根垂直;翼状针根设置为 0.5 cm×1.5 cm 大小的平板状,留针时针柄与皮肤水平。本发明的优点是针柄与针身呈"Z"字形,沿皮下横刺法时容易施行提插手法。根据针体粗细、长短不同,芒针用途各异。较细的芒针用于深刺或透穴,较粗的芒针用于剥离、松解组织粘连。

第三节　刺血疗法

【定义】

用刺血针刺破人体的一定部位,放出一定量血液或体液,达到治疗疾病目的的方法,称为刺血疗法。刺血工具有三棱针、斜面注射针头、皮肤针等。

【学习目的】

(1)掌握刺血疗法的操作要点和注意事项,掌握该法的适应证。
(2)了解刺血疗法的研究进展。

【实训方法】

(1)运用互动式体验实训教学法,实训刺血疗法。
(2)指导老师通过 PPT 多媒体教学,系统讲解刺血疗法,演示本法操作步骤。
(3)学生分组练习,分别作为操作者和受术者体验刺血疗法的操作过程。
(4)实训教学之后,学生完成实训报告,积极查阅文献,了解本法的最新研究进展。
(5)经考核合格后,方可单独为患者操作治疗。

【要点内容】

1. 器材准备

刺血针、2%碘酒、75%酒精、消毒干棉球、镊子、棉球缸、橡皮管、医用橡胶手套、纸杯、无菌敷料、创可贴、胶布、不同型号的玻璃火罐。

2. 操作步骤

(1)选择适宜的体位及刺血部位。患者需保持一个舒适的体位,腘窝处刺血需站立位。操作前要注意查找随疾病显现的浅表小静脉或络脉、腧穴、畸形血络、阳性反应点、病灶等处。

(2)无菌操作:医生戴医用橡胶手套。

(3)肘、膝部捆扎橡皮管,使血络暴露、充盈,也可轻轻拍打血络处使血管显现。

(4)刺血处皮肤严格消毒,先用2%碘酒从中心向外消毒,再用75%酒精脱碘消毒。

(5)双手配合,快刺快出。一手拇指按压在被刺血络下端,固定血络,另一手持针对准针刺部位快速刺入2~3毫米,然后迅速出针。

(6)刺血络时出血较多,可用纸杯收集处理。

(7)出血自然停止后,可在刺血处拔罐,称为刺络拔罐。

(8)刺血处再次消毒处理,并按压针孔,以75%酒精棉球清除创口周围的血液。

3. 关键技术

(1)针刺处的血络呈畸形或明显充盈。

(2)刺血处进行严格消毒,医生要无菌操作。

(3)进针出针的速度要快、准。

(4)根据不同病情和治疗部位,出血量要适宜,可再拔罐出血。

4. 注意事项

(1)若穴位和血络的位置不一致,可选取穴位附近的血络。

(2)要注意避免误刺动脉,若误刺,应立即用消毒干棉球按压。

(3)刺血络法宜每周进行1~2次。

(4)血络不够充盈即行针刺,则不易刺中血络,或出血量少,达不到治疗效果。

(5)井穴、耳尖放血前,先要挤压使之充血,再针刺。

(6)消毒不严格易导致感染。

(7)患者在大汗后、劳累后、精神紧张或饥饿时,以及孕妇和产后,不宜采用该疗法治疗。

(8)治疗结束后,嘱患者休息5~10分钟再离开诊室,避免晕针。

(9)嘱患者灸后注意保暖,适当休息,避免熬夜、受凉。

(10)清淡饮食,避免寒凉、肥甘之品及酒类,以免影响疗效。

(11)凝血机制障碍的患者及血管瘤部位、不明原因的肿块部位禁刺。

【临床应用】

刺血疗法具有通经活络、开窍泻热、消肿止痛等作用,其适用范围较为广泛,凡各种实证、热证、疼痛等均可应用,如神昏、高热、中暑、中风闭证、咽喉肿痛、目赤肿痛、疔、疮痛初起、扭挫伤、痄证、痔疮、头痛、丹毒等。

【操作流程】

在使用过程中,我院护理专家初步制订了刺血疗法护理治疗技术的护理操作流程、护理操作规范(试行)以及注意事项。

【知识点】

刺血疗法,亦称刺络、刺血、砭,是具有数千年历史,流行于世界各地,使用放血工具在人体表浅血管放血以治疗疾病的一种外治法。

1. 刺血疗法的作用

(1)活血化瘀。中医认为,气血平和通畅是阴平阳秘、脏腑调和的前提,否则"血气不和,百病乃变化而生","诸病皆因血气壅滞,不得宣通"。古人认为刺血疗法具较强的通经活络之功,经脉通畅,则可发挥其"行气血而营阴阳"的功能,使气血运行有常,以"内溉脏腑,外濡腠理"。反之,经脉不通,导致气血不和,阴阳失调,脏腑失养,肌肤、腠理无以滋濡,疾病乃生。由此可知,刺络不但可治疗实证,也可治疗虚证。

(2)清热解毒:针刺放血可以退热。风热、热毒所致的全身发热、局部红肿热痛均适用。放血可以清热解毒、消肿止痛,可治疗痈疽疔疮、带状疱疹、痛风、咽喉炎、湿疹等疾病。刺络放血以达到热邪随血液流出而外泄的目的,减少血中邪热,使体内阴阳平衡而退热。唐代孙思邈《备急千金要方·卷第三十》载:"凡喉痹,肋中暴逆,先取冲脉,后取三里、云门,各泻之。又刺小指端,出血立已"。针刺放血常用于治疗感染性疾病,如急性乳腺炎、急性阑尾炎、丹毒、疖肿、红眼病等,可以促使炎症消散。

(3)通络止痛:针刺放血最突出的疗效是快速止痛,如关节疼痛、神经性头痛、结石绞痛、阑尾炎腹痛、坐骨神经痛、脉管炎剧痛等病症,针刺放血后疼痛均可明显减轻或消失。中医认为"不通则痛",由于寒凝、气滞导致气血运行失常,气滞血瘀、经络壅滞、闭塞不通,就会发生疼痛。针刺放血泻除了经络中壅滞的气血,改变气滞血瘀的病理状态,"通则不痛",经络气血畅通,疼痛自可消除。

(4)镇静安神:中风初起,病势急,病情重,部分患者有神志障碍。中风患者度过急性期后,生命体征平稳,这时康复摆在首要位置,刺络放血对该病的康复有良好效果。

针刺放血可以镇静安神,急救开窍,适用于热、毒、痰、浊、瘀等邪气内闭、神机失运而致的神昏、神志不安,临床观察显示针刺放血治疗失眠、狂躁型精神分裂症、急惊风、癫痫、癔病等疾病有较好的疗效。这种作用可能是通过理血调气、通达经络,使脏腑气血和调,从而恢复正常的生理功能。小儿惊痫躁动不安,可在耳后静脉放血,如《备急千金要方·卷第五上》载:"耳后完骨上有青络盛,卧不静,是痫候。青脉刺之,令血出。"

(5)消肿散结:跌打损伤引起的肢体局部肿胀疼痛,活动受限,多因气滞血瘀、经络壅塞所致。针刺放血可以疏通经络中壅滞的气血,"宛陈则除之",使局部伤处气血畅通,则肿痛自可消除。根据临床观察,无论新伤、旧伤,针刺放血治疗效果均佳。放血治疗配合药物可以排脓消肿,如《备急千金要方·卷第二十二》载:"凡诸暴肿,一一不同,无问近远,皆服五香连翘汤,刺去血,小豆末敷之,其间数数以针刺去血。"可见疮痈疖肿等外科病症可用放血疗法治疗,可以直接改善局部的气血运行,从而可以排脓消肿。

2. 络脉诊断

通过观察、触摸异常络脉的形态,以及查看放出血液的颜色、血质,借以判断病情及预后,称络脉诊断,简称"络诊"。四时寒热变化可影响皮肤络脉的颜色,夏季略红,冬季略青黑,为正常络脉。

(1)辨络脉形态:结络、盛络是《内经》刺血治疗常用的两种异常络脉,结络常描述为"如黍米"。结络为血之留,刺之以去瘀血,"解脉令人腰痛如引带,常如折腰状,善恐,刺解脉,在郄中结络如黍米,刺之血射以黑,见赤血而已"。(《素问·刺腰痛篇第四十一》)盛络是邪气聚集,络脉异常充盈、胀起,为络脉充盛之象,刺之以去邪气。通常是疾病的外在反应点,当刺之泻血,"经脉为里,支而横者为络,络之别者为孙络,孙络之盛而有血者疾诛之,盛者徐泻之,虚者饮药以补之"。(《灵枢·脉度第十七》)

(2)辨络脉颜色:络脉颜色的变化反映病变的寒热、病证的虚实、病位所属的经络脏腑改变。

络脉的颜色变化常反映病邪性质,此外,尚可通过扪其络以别之。一般来说,色青或白主寒,色黄赤主热。寒主收引,寒则凝泣而结络坚紧,《灵枢·官能第七十三》曰:"结络坚紧,火所治之。"热主迟缓,热则淖泽而络脉满溢,《素问·痿论篇第四十四》曰:"心热者,色赤而络脉溢。"正气虚则络脉空,故陷下而不见;邪气壅盛则脉充满,故突起可见,如血瘀络脉,可见络脉粗突坚硬之象,《灵枢·经脉第十》曰:"凡此十五络者,实则必见,虚则必下,视之不见,求之上下,人经不同,络脉亦所别也。"

第四节　解语膏穴位贴敷

【定义】

解语膏穴位贴敷是指将解语膏交替贴敷于劳宫、涌泉穴,治疗中风失语和吞咽困难的一种中医外治疗法。

【学习目的】

掌握解语膏穴位贴敷的基本操作技术和基本知识,掌握该法的适应证。

【实训方法】

(1)运用互动式体验实训教学法,实训解语膏穴位贴敷疗法。

(2)指导老师通过 PPT 多媒体教学,系统讲解解语膏穴位贴敷疗法,演示本法操作步骤。

(3)学生分组练习,分别作为操作者和受术者体验解语膏穴位贴敷的保健治疗作用。

(4)实训教学之后,学生完成实训报告,积极查阅文献,了解本法的最新研究进展。

(5)经考核合格后,方可单独为患者操作治疗。

【要点内容】

1. 器材准备

解语膏、勺子、弯盘、消毒棉签、75％酒精、无菌纱布、穴位敷贴胶布等。

2. 操作步骤

(1)制备解语膏:将解语膏中药配方交给制剂室,由其加工成药膏。

(2)定取腧穴,皮肤消毒:患者采取合适体位,准确定取身体一侧的涌泉、劳宫,并做标记,充分暴露待灸部位,进行穴区皮肤消毒。

(3)贴敷解语膏并固定:用勺子将适量(如梧桐子大小)解语膏放入穴位敷贴胶布中心位置,对准待贴部位固定。

(4)去除解语膏:贴敷10～12小时后,即可去除穴位敷贴胶布和解语膏,以皮肤微红为好。

(5)预防感染:灸后注意皮肤颜色变化和清洁状况、有无起泡,预防皮肤感染。

3. 关键技术

(1)解语膏的用量:解语膏用量不宜过多,能够覆盖穴位即可。

(2)固定药泥:解语膏药泥对准涌泉和劳宫,敷贴胶布自带粘贴功能。

(3)贴敷时间:一般于晚上贴敷,每穴10～12小时,第二天取下。其间感觉有明显的皮肤刺痒、灼痛时可提前取下。

(4)穴区皮肤消毒:贴药前及除去药泥后,均要注意皮肤消毒。

4. 注意事项

(1)施灸中患者要尽量减少手、足活动,以免贴敷药泥移位或滑脱。

(2)若灸后起泡,要及时处理,防止感染。

(3)患者要知情同意,对于非发泡治疗者,忌食牛羊肉、辛辣刺激食物。

(4)主要用于中风后失语、吞咽困难的治疗康复。

5. 操作误区及分析

(1)贴敷时间过长或过短。时间太长则灼痛难忍,灼伤局部;太短则灸量不足,皮肤无反应,作用较差。

(2)药泥未能在皮肤粘牢,贴敷药泥后移位或滑落,可伤其他部位,起不到治疗作用。

【操作流程】

在使用过程中,我院护理专家初步制订了解语膏贴敷护理治疗技术的护理操作流程、护理操作规范(试行)以及注意事项。解语膏贴敷的应用丰富了护理治疗技术的内容,提高了护理治疗的疗效和患者的满意度,减轻了医护人员技术操作的难度。

【知识点】

中风后失语相当于中医"失音病"范畴,发病率为 21%～38%,严重影响患者的生存质量。

1. 发病机制

(1)中风失语病机为脏腑功能失调,以肾虚为主。

早在《黄帝内经》中就有记载,中风失语是经络不通、气血阻滞、经筋失养而致舌强失语,多与心、肝、脾、肺、肾五脏相关,其经脉直接或间接循行于舌。蔡圣朝认为,中风后失语尤与肾关系最为密切。肺主气,司呼吸,主宣发肃降,肾主纳气。《灵枢·经脉》云:"足少阴之脉……其直者,从肾上贯肝膈,入肺中,循喉咙,挟舌本。"《素问·奇病论》云:"络者,系于肾,少阴之脉,贯肾系舌本,故不能言。"两者均表明肾与发音的生理关系,若元气亏虚,肾气不能上荣舌根,则产生言语障碍。肾、心、肝、脾之经脉皆循行舌或咽喉,肺之经脉虽未直接到达喉咙,但其司呼吸的功能与发音相关。五脏、脑的功能失调均可影响语言功能的正常发挥。

(2)穴位贴敷作用:穴位敷贴作用于人体主要表现为综合效应,既有药物对穴位的刺激作用,又有药物本身的作用,多种治疗因素之间相互影响、相互作用、相互补充,共同发挥整体叠加治疗作用。药物外敷刺激穴位本身,激发经气,调动经脉功能,使之更好地发挥行气血、营阴阳的整体作用。同时,根据阴阳学说中阴阳互为消长之理论,夜间阴气盛,机体生理功能以抑制为主,夜晚穴位贴敷可起到引阳归阴之妙,效果更佳。采用自制解语膏(由生乌头、红海蛤和三七粉等药物组成)每晚在特定穴位上进行敷贴。方中乌头具有祛风除湿、温经止痛等功效,用于风寒湿痹、关节疼痛、心腹冷痛、麻醉止痛等。现代研究证明,乌头类及其复方制剂具有镇痛、抗炎、调节免疫功能等作用。红海蛤可清热利湿、化痰饮、消积聚,现代研究认为,其具有抗炎和增强免疫功能的作用。三七粉具有止血、活血化瘀、消肿定痛、滋补强壮、抗疲劳、耐低氧、抗衰老、降血脂、降血糖、提高机体免疫功能等作用。

2. 治疗方法

方法 1:灸架灸结合解语膏贴敷

取穴:百会、劳宫(双侧)、涌泉(双侧)。百会穴采用灸架重灸,艾条选用清艾条,患者取坐位或卧位,将灸架固定在百会穴,持续、恒温施灸,每次灸 2 小时,密切观察,防止起泡。劳宫穴、涌泉穴采用解语膏穴位贴敷治疗,每次选取身体一侧穴位,每晚 8 点贴敷,第二天早上 8 点去掉,贴敷 12 小时。每天 1 次,每周治疗 6 次,2 个疗程之间间隔 1 天,连续治疗 4 周。

疗效:灸架灸结合解语膏治疗组有效率为 90.0%。

方法 2:针刺结合解语膏贴敷

解语膏贴敷方法:每次贴敷前取出适量解语膏粉末,用备用的溶剂调成膏状(以不松散、可塑形为佳),制成 1 cm×1 cm×0.5 cm 的小方块,将膏药置于 2 cm×2 cm 大小的医用胶布贴面上备用。取穴：劳宫、涌泉。操作：每晚将膏药敷于一侧劳宫和涌泉，12小时后撕脱。每天1次，双侧穴位交替使用，共治疗4周。若出现过敏症状，如皮肤瘙痒起红斑、丘疹等，嘱患者停用，作为排除病例。

配合针刺言语1区、舌三针。

疗效：针刺组总有效率为67.9%，穴位贴敷组为69.0%，穴位贴敷结合针刺组总有效率为86.2%。

方法3：头针配合解语膏贴敷

解语膏穴位贴敷：取穴劳宫、涌泉。操作：每晚8点将药膏涂于三伏贴专用膏药贴中心，固定于患者一侧的涌泉穴和劳宫穴，留置12小时，第2天早晨8点去掉。左右两侧穴位交替治疗，每日1次，6次为一个疗程，2个疗程之间间隔1天。若出现过敏症状，如皮肤瘙痒，起丘疹、红斑等，应停止贴敷。

配合舌针点刺放血、头皮针针刺，均连续治疗4个疗程。

疗效：治疗4个疗程后，复述、理解、命名、自发谈话评分及总分均较治疗前提高。总有效率为85.7%。

解语膏穴位贴敷治疗中风后失语所取腧穴，由最初的双侧劳宫和涌泉逐渐拓展，根据患者体质和证型随证加减，关元扶助正气，足三里补益气血，膈俞、血海具有活血化瘀通络之效。治疗的病症，除了失语外，还有吞咽困难。

参 考 文 献

[1] 郭锋，朱才丰，陈雪艳，等．解语膏穴位贴敷辅助治疗脑卒中后运动性失语30例临床观察[J]．甘肃中医药大学学报，2019，36(6)：66-69.

[2] 贺成功，龙红慧，蔡圣朝．灸架灸结合解语膏治疗运动性失语临床观察[J]．河南中医，2018，38(9)：1370-1372.

[3] 贺兴辉，贺成功，蔡圣朝，等．舌针、头皮针配合解语膏贴敷治疗中风后失语28例[J]．中国针灸，2018，38(12)：1329-1330.

[4] 费爱华，蔡圣朝，徐斌．解语膏穴位贴敷结合针刺治疗中风后运动性失语临床研究[J]．中国针灸，2015，27(2)：1099-1102.

[5] 费爱华，徐斌．蔡圣朝运用针灸治疗中风后经验[J]．安徽中医药大学学报，2015，34(5)：45-47.

第五节　移光定位时间针法

【定义】

移光定位时间针法具有完整的理论体系，是一种与子午流注理论体系相同而方法不同的择时取穴针刺方法，其作用"顺阴阳而调气血"。该时间针法体系不同于其他子午流注时间针法体系，是周楣声家传的时间针法。

【学习目的】

掌握移光定位时间针法的基本操作技术和基本知识,熟悉该法的适应证。

【实训方法】

(1)运用互动式体验实训教学法,实训移光定位时间针法。

(2)指导老师通过 PPT 多媒体教学,系统讲解移光定位时间针法,演示本法操作步骤。

(3)学生分组练习,分别作为操作者和受术者体验移光定位时间针法的保健治疗作用。

(4)实训教学之后,学生完成实训报告,积极查阅文献,了解本法的最新研究进展。

(5)经考核合格后,方可单独为患者操作治疗。

【要点内容】

1. 术前准备

(1)器材与物品:75％酒精棉球、毫针、弯盘、污物桶。

(2)环境要求:环境卫生应符合 GB 15982—2012 的规定,保持环境安静、清洁卫生、温度适宜,具备排风设备。

2. 操作步骤

患者取舒适体位,全身放松。医生取穴应准确,操作前严格消毒。

配穴原则

(1)天干与脏腑相配:五脏五腑应十干,即甲日应胆,乙日应肝,丙日应心,戊日应胃,庚日应大肠,辛日应肺,壬日应膀胱,癸日应肾。从子时起,亥时终。与传统不同,阳干流注到阴干,阴干流注到阳干,而是每干轮值一经。

(2)纳穴:阳日气纳三焦,阴日血纳包络。三焦的五输穴配阳日阳干的流注,包络的五输穴配阴日阴干的流注。

(3)干支时辰阴阳五行脏腑与五输穴相配:十二辰应十二时,即寅肺,卯大肠,辰胃,巳脾,午心,未小肠,申膀胱,酉肾,戌心包,亥三焦,子胆,丑肝。十二经的十二个值时穴,在阳干值日分别为侠溪、少商、解溪、通里、委中、间使。在阴干值日分别为行间、曲池、商丘、腕骨、阴谷、中渚。均按木火土金水的关系顺次向下排列。

(4)阳干配阳经阳时,阴干配阴经阴时:甲丙戊庚壬为阳干,在时取子寅辰午申戌,在经取肝心脾肺肾以配之。阳经的井荥输经原合,分注阳干的 6 个时辰;阴经的井荥输经原合,分注阴干的 6 个时辰,是为值日经穴。阳支的子(胆)、寅(肺)、辰(胃)、午(心)、申(膀胱)、戌(心包),阴支的丑(肝)、卯(大肠)、巳(脾)、未(小肠)、酉(肾)、亥(三焦)6 个时辰内,各经与脏气相应之穴,是为值时经穴。

(5)阴经的 6 个原穴依据《扁鹊神应针灸玉龙经》:阴经的 6 个原穴与现行的以输代

原不同,依据元代王国瑞《扁鹊神应针灸玉龙经》,分别采用中都(肝)、通里(心)、公孙(脾)、列缺(肺)、水泉(肾)、内关(心包)以代之,而不是以输代原。连同原有的 66 个五输穴,共为 72 穴。各值日经的流注关系,按照井荥输经合顺经往下开,每日是起于井而终于合,亦有所出为井所入为合之义。

(6)阴干或阳干值日,每日均有 6 个时辰无穴可开,在阳干值日如为阳日阴时,即取阴日五输穴以补足之,阴干值日如为阴日阳时,即取阳日五输穴以补足之。例如甲肝值日,阳时取本经之五输穴,阴时即取下一天乙干值日之五输穴,值时即取下一天干值日之五输穴,值时穴也按此例推,阴阳相倚,脏腑互通,于理甚合。

(7)值日经穴与当日的天干相应,值时经穴与当时的脏气相应,纳穴则与气血的阴阳相应,第一针先取值日经穴,第二针再取值时经穴,第三针取纳穴,作为顺阴阳而调气血的常规三针,得气后为补为泻,则依病情而定,此为时穴。如时穴与病证相符或针已获效,则不必另配病穴;如不符或针未得效,则另取病穴以配之。

取穴方法

周楣声家传移光定位针刺取穴依据值日经穴、值时经穴、纳穴的顺序先后施治。既可单独取用时穴治病,亦可配合病穴治疗。

(1)第一针取值日经穴

①甲干(胆)值日,甲子(23—1)时,取胆经阳井金:足窍阴;丙寅(3—5)时,取胆经荥穴侠溪;戊辰(7—9)时,取胆经腧穴足临泣;庚午(11—13)时,取胆经原穴丘墟;壬申(15—17)时,取胆经经穴阳辅;甲戌(19—21)时,取胆经合穴阳陵泉。

②乙干(肝)值日,丁丑(1—3)时,取肝经阴井木:大敦;己卯(5—7)时,取肝经荥穴行间;辛巳(9—11)时,取肝经腧穴太冲;癸未(13—15)时,取肝经原穴中都;乙酉(17—19)时,取肝经经穴中封;丁亥(21—23)时,取肝经合穴曲泉。

③丙干(小肠)值日,戊子(23—1)时,取小肠经阳井金:少泽;庚寅(3—5)时,取小肠经荥穴前谷;壬辰(7—9)时,取小肠经腧穴后溪;甲午(11—13)时,取小肠经原穴腕骨;丙申(15—17)时,取小肠经经穴阳谷;戊戌(19—21)时,取小肠经合穴小海。

④丁干(心)值日,辛丑(1—3)时,取心经阴井木:少冲;癸卯(5—7)时,取心经荥穴少府;乙巳(9—11)时,取心经腧穴神门;丁未(13—15)时,取心经原穴通里;己酉(17—19)时,取心经经穴灵道;辛亥(21—23)时,取心经合穴少海。

⑤戊干(胃)值日,壬子(23—1)时,取胃经阳井金:厉兑;甲寅(3—5)时,取胃经荥穴内庭;丙辰(7—9)时,取胃经腧穴陷谷;戊午(11—13)时,取胃经原穴冲阳;庚申(15—17)时,取胃经经穴解溪;壬戌(19—21)时,取胃经合穴足三里。

⑥己干(脾)值日,乙丑(1—3)时,取脾经阴井木:隐白;丁卯(5—7)时,取脾经荥穴大都;己巳(9—11)时,取脾经腧穴太白;辛未(13—15)时,取脾经原穴公孙;癸酉(17—19)时,取脾经经穴商丘;乙亥(21—23)时,取脾经合穴阴陵泉。

⑦庚干(大肠)值日,丙子(23—1)时,取大肠经阳井金:商阳;戊寅(3—5)时,取大肠经荥穴二间;庚辰(7—9)时,取大肠经腧穴三间;壬午(11—13)时,取大肠经原穴合谷;甲

申(15—17)时,取大肠经经穴阳溪;丙戌(19—21)时,取大肠经合穴曲池。

⑧辛干(肺)值日,己丑(1—3)时,取肺经阴井木:少商;辛卯(5—7)时,取肺经荥穴鱼际;癸巳(9—11)时,取肺经腧穴太渊;乙未(13—15)时,取肺经原穴列缺;丁酉(17—19)时,取肺经经穴经渠;己亥(21—23)时,取肺经合穴尺泽。

⑨壬干(膀胱)值日,庚子(23—1)时,取膀胱经阳井金:至阴;壬寅(3—5)时,取膀胱经荥穴通谷;甲辰(7—9)时,取膀胱经腧穴束骨;丙午(11—13)时,取膀胱经原穴京骨;戊申(15—17)时,取膀胱经经穴昆仑;庚戌(19—21)时,取膀胱经合穴委中。

⑩癸干(肾)值日,癸丑(1—3)时,取肾经阴井木:涌泉;乙卯(5—7)时,取肾经荥穴然谷;丁巳(9—11)时,取肾经腧穴太溪;己未(13—15)时,取肾经原穴水泉;辛酉(17—19)时,取肾经经穴复溜;癸亥(21—23)时,取肾经合穴阴谷。

根据脏腑相通、同气相求原理,表里经互通互换。如甲乙日同属风木之气,甲日时,六个阴时无穴可开,取乙日阴时肝经六个值日穴;而乙日时,六个阳时无穴可开,取甲日阳时胆经六个值日穴。

(2)第二针取值时经穴:十二地支与脏腑相配,与乙日十二时辰相应,单数为阳,双数为阴,阳日按水木火(原)土金的五行相生的顺序排列,阴日按照火土金(原)水木的五行相生的顺序排列。阳日阳时 6 个值时经穴分别是侠溪、少商、解溪、通里、委中、间使,阴日阴时 6 个值时经穴分别是行间、曲池、商丘、腕骨、阴谷、中渚。

(3)第三针取纳穴:三焦的五输穴配阳日阳干的流注,包络的五输穴配阴日阴干的流注。

纳穴依据阳日气纳三焦,阴日血纳包络。阳日三焦经五输穴(包括原穴)按照金水木(原)火土的五行相生顺序,子丑时开关冲,丙丁时开液门,辰巳时开中渚,午未时开阳池,申酉时开支沟,戌亥时开天井。阴日心包络经五输穴(包括原穴)按照火土金(原)水木的五行相生顺序,子丑时开中冲,丙丁时开劳宫,辰巳时开大陵,午未时开内关,申酉时开间使,戌亥时开曲泽。

3. 关键技术

(1)取穴配穴:值日经穴、值时经穴、纳穴取穴的配穴方法,配穴按日按时推算。

(2)消毒:对选取的穴位进行常规消毒。

(3)行针得气:本法是一种择时取穴配穴法,进针得气后可配合补泻操作。

4. 注意事项

(1)患者在大汗后、劳累后、精神紧张或过饱、饥饿时不宜进行针刺治疗,舒适的体位能够使患者持久治疗。

(2)孕妇及体质极度虚弱者,严重心、肝、肾、肺疾病患者慎用。

(3)如有晕针,按一般晕针处理方法处理。

(4)嘱患者治疗后注意保暖,适当休息,避免熬夜、受凉。

(5)清淡饮食,避免寒凉、肥甘之品及酒类,以免影响疗效。

【临床应用】

(1)用于临床治疗和保健,寒热虚实病证皆可应用。

(2)移光定位取穴法不但可以用于针刺,也可用于灸法,点灸笔纤细,适于五输穴的灸治,又被称为时间灸法。

【知识点】

移光定位时间针法,是在《内经》天人合一与脏气法时的思想指导下,把自然界的阴阳矛盾和生克制约的这些周期性现象和节律,与人体脏腑经络气血流注的盛衰节律互相配合,同十二经的主要腧穴相联系,按日按时顺阴阳而调气血以取穴治病。《素问·八正神明论》曰:"问曰:'用针之服,必有法则焉,今何法何则?'答曰:'法天则地,合以天光……凡刺之法,必候日月星辰,四时八正之气,气定乃刺之……是谓得时而调之,因天之序,盛虚之时,移光定位,正立而待之。'"《素问·六微旨大论》对"移光定位"一词又加以阐释。光,乃日光和月光;位,乃孔穴的位置。即根据日光和月光移动的规律,采取相应的孔穴针刺治病,这是符合生物节律与内外界环境统一性的基本规律的。

周楣声家传移光定位针刺取穴依据值日经穴、值时经穴、纳穴的顺序先后施治。既可单独取用时穴治病,亦可配合病穴治疗。

(1)第一针取值日经穴

①甲干(胆)值日,甲子(23—1)时,取胆经阳井金:足窍阴;丙寅(3—5)时,取胆经荥穴侠溪;戊辰(7—9)时,取胆经腧穴足临泣;庚午(11—13)时,取胆经原穴丘墟;壬申(15—17)时,取胆经经穴阳辅;甲戌(19—21)时,取胆经合穴阳陵泉。见表1。

表1 移光定位针刺心法甲干(胆)值日取穴表

日干	值日经穴			值时经穴			纳穴	
甲干(胆)值日	甲子	足窍阴	金	胆	侠溪	水	关冲	金
	乙丑			肝				
	丙寅	侠溪	水	肺	少商	木	液门	水
	丁卯			大肠				
	戊辰	足临泣	木	胃	解溪	火	中渚	木
	己巳			脾				
	庚午	丘墟		心	通里		阳池	
	辛未			小肠				
	壬申	阳辅	火	膀胱	委中	土	支沟	火
	癸酉			肾				
	甲戌	阳陵泉	土	心包	间使	金	天井	土
	乙亥			三焦				

②乙干(肝)值日,丁丑(1—3)时,取肝经阴井木:大敦;己卯(5—7)时,取肝经荥穴行间;辛巳(9—11)时,取肝经腧穴太冲;癸未(13—15)时,取肝经原穴中都;乙酉(17—19)

时,取肝经经穴中封;丁亥(21—23)时,取肝经合穴曲泉。见表2。

表2 移光定位针刺心法乙干(肝)值日取穴表

日干	值日经穴		值时经穴			纳穴	
乙干(肝)值日	丙子		胆			中冲	木
	丁丑	大敦	木	肝	行间	火	
	戊寅		肺			劳宫	火
	己卯	行间	火	大肠	曲池	土	
	庚辰		胃			大陵	土
	辛巳	太冲	土	脾	商丘	金	
	壬午		心			内关	
	癸未	中都		小肠	腕骨		
	甲申		膀胱			间使	金
	乙酉	中封	金	肾	阴谷	水	
	丙戌		心包			曲泽	水
	丁亥	曲泉	水	三焦	中渚	木	

③丙干(小肠)值日,戊子(23—1)时,取小肠经阳井金:少泽;庚寅(3—5)时,取小肠经荥穴前谷;壬辰(7—9)时,取小肠经腧穴后溪;甲午(11—13)时,取小肠经原穴腕骨;丙申(15—17)时,取小肠经经穴阳谷;戊戌(19—21)时,取小肠经合穴小海。见表3。

表3 移光定位针刺心法丙干(小肠)值日取穴表

日干	值日经穴		值时经穴			纳穴	
丙干(小肠)值日	戊子	少泽	金	胆	侠溪	水	关冲	金
	己丑		肝			关冲	金
	庚寅	前谷	水	肺	少商	木	液门	水
	辛卯		大肠			液门	水
	壬辰	后溪	木	胃	解溪	火	中渚	木
	癸巳		脾			中渚	木
	甲午	腕骨		心	通里		阳池	
	乙未		小肠			阳池	
	丙申	阳谷	火	膀胱	委中	土	支沟	火
	丁酉		肾			支沟	火
	戊戌	小海	土	心包	间使	金	天井	土
	己亥		三焦			天井	土

④丁干(心)值日,辛丑(1—3)时,取心经阴井木:少冲;癸卯(5—7)时,取心经荥穴少

府;乙巳(9—11)时,取心经腧穴神门;丁未(13—15)时,取心经原穴通里;己酉(17—19)时,取心经经穴灵道;辛亥(21—23)时,取心经合穴少海。见表4。

表4 移光定位针刺心法丁干(心)值日取穴表

日干	值日经穴			值时经穴			纳穴	
丁干(心)值日	庚子			胆			中冲	木
	辛丑	少冲	木	肝	行间	火		
	壬寅			肺			劳宫	火
	癸卯	少府	火	大肠	曲池	土		
	甲辰			胃			大陵	土
	乙巳	神门	土	脾	商丘	金		
	丙午			心			内关	
	丁未	通里		小肠	腕骨			
	戊申			膀胱			间使	金
	己酉	灵道	金	肾	阴谷	水		
	庚戌			心包			曲泽	水
	辛亥	少海	水	三焦	中渚	木		

⑤戊干(胃)值日,壬子(23—1)时,取胃经阳井金:厉兑;甲寅(3—5)时,取胃经荥穴内庭;丙辰(7—9)时,取胃经腧穴陷谷;戊午(11—13)时,取胃经原穴冲阳;庚申(15—17)时,取胃经经穴解溪;壬戌(19—21)时,取胃经合穴足三里。见表5。

表5 移光定位针刺心法戊干(胃)值日取穴表

日干	值日经穴			值时经穴			纳穴	
戊干(胃)值日	壬子	厉兑	金	胆	侠溪	水	关冲	金
	癸丑			肝				
	甲寅	内庭	水	肺	少商	木	液门	水
	乙卯			大肠				
	丙辰	陷谷	木	胃	解溪	火	中渚	木
	丁巳			脾				
	戊午	冲阳		心	通里		阳池	
	己未			小肠				
	庚申	解溪	火	膀胱	委中	土	支沟	火
	辛酉			肾				
	壬戌	足三里	土	心包	间使	金	天井	土
	癸亥			三焦				

⑥己干(脾)值日,乙丑(1—3)时,取脾经阴井木:隐白;丁卯(5—7)时,取脾经荥穴大都;己巳(9—11)时,取脾经腧穴太白;辛未(13—15)时,取脾经原穴公孙;癸酉(17—19)时,取脾经经穴商丘;乙亥(21—23)时,取脾经合穴阴陵泉。见表6。

表6 移光定位针刺心法己干(脾)值日取穴表

日干	值日经穴		值时经穴			纳穴	
己干(脾)值日	甲子			胆			中冲	木
	乙丑	隐白	木	肝	行间	火		
	丙寅			肺			劳宫	火
	丁卯	大都	火	大肠	曲池	土		
	戊辰			胃			大陵	土
	己巳	太白	土	脾	商丘	金		
	庚午			心			内关	
	辛未	公孙		小肠	腕骨			
	壬申			膀胱			间使	金
	癸酉	商丘	金	肾	阴谷	水		
	甲戌			心包			曲泽	水
	乙亥	阴陵泉	水	三焦	中渚	木		

⑦庚干(大肠)值日,丙子(23—1)时,取大肠经阳井金:商阳;戊寅(3—5)时,取大肠经荥穴二间;庚辰(7—9)时,取大肠经腧穴三间;壬午(11—13)时,取大肠经原穴合谷;甲申(15—17)时,取大肠经经穴阳溪;丙戌(19—21)时,取大肠经合穴曲池。见表7。

表7 移光定位针刺心法庚干(大肠)值日取穴表

日干	值日经穴		值时经穴			纳穴	
庚干(大肠)值日	丙子	商阳	金	胆	侠溪	水	关冲	金
	丁丑			肝				
	戊寅	二间	水	肺	少商	木	液门	水
	己卯			大肠				
	庚辰	三间	木	胃	解溪	火	中渚	木
	辛巳			脾				
	壬午	合谷		心	通里		阳池	
	癸未			小肠				
	甲申	阳溪	火	膀胱	委中	土	支沟	火
	乙酉			肾				
	丙戌	曲池	土	心包	间使	金	天井	土
	丁亥			三焦				

⑧辛干(肺)值日,己丑(1—3)时,取肺经阴井木:少商;辛卯(5—7)时,取肺经荥穴鱼

际;癸巳(9—11)时,取肺经腧穴太渊;乙未(13—15)时,取肺经原穴列缺;丁酉(17—19)时,取肺经经穴经渠;己亥(21—23)时,取肺经合穴尺泽。见表8。

表8 移光定位针刺心法辛干(肺)值日取穴表

日干	值日经穴			值时经穴			纳穴	
辛干(肺)值日	戊子			胆			中冲	木
	己丑	少商	木	肝	行间	火		
	庚寅			肺			劳宫	火
	辛卯	鱼际	火	大肠	曲池	土		
	壬辰			胃			大陵	土
	癸巳	太渊	土	脾	商丘	金		
	甲午			心			内关	
	乙未	列缺		小肠	腕骨			
	丙申			膀胱			间使	金
	丁酉	经渠	金	肾	阴谷	水		
	戊戌			心包			曲泽	水
	己亥	尺泽	水	三焦	中渚	木		

⑨壬干(膀胱)值日,庚子(23—1)时,取膀胱经阳井金;至阴;壬寅(3—5)时,取膀胱经荥穴通谷;甲辰(7—9)时,取膀胱经腧穴束骨;丙午(11—13)时,取膀胱经原穴京骨;戊申(15—17)时,取膀胱经经穴昆仑;庚戌(19—21)时,取膀胱经合穴委中。见表9。

表9 移光定位针刺心法壬干(膀胱)值日取穴表

日干	值日经穴			值时经穴			纳穴	
壬干(膀胱)值日	壬子	厉兑	金	胆	侠溪	水	关冲	金
	癸丑			肝				
	甲寅	内庭	水	肺	少商	木	液门	水
	乙卯			大肠				
	丙辰	陷谷	木	胃	解溪	火	中渚	木
	丁巳			脾				
	戊午	冲阳		心	通里		阳池	
	己未			小肠				
	庚申	解溪	火	膀胱	委中	土	支沟	火
	辛酉			肾				
	壬戌	足三里	土	心包	间使	金	天井	土
	辛亥			三焦				

⑩癸干(肾)值日,癸丑(1—3)时,取肾经阴井木:涌泉;乙卯(5—7)时,取肾经荥穴然谷;丁巳(9—11)时,取肾经腧穴太溪;己未(13—15)时,取肾经原穴水泉;辛酉(17—19)时,取肾经经穴复溜;癸亥(21—23)时,取肾经合穴阴谷。见表10。

表10 移光定位针刺心法癸干(肾)值日取穴表

日干	值日经穴		值时经穴			纳穴	
癸干(肾)值日	壬子		胆			中冲	木
	癸丑	涌泉	木	肝	行间	火	
	甲寅		肺			劳宫	火
	乙卯	然谷	火	大肠	曲池	土	
	丙辰		胃			大陵	土
	丁巳	太溪	土	脾	商丘	金	
	戊午		心			内关	
	己未	水泉		小肠	腕骨		
	庚申		膀胱			间使	金
	辛酉	复溜	金	肾	阴谷	水	
	壬戌		心包			曲泽	水
	癸亥	阴谷	水	三焦	中渚	木	

(2)第二针再取值时经穴,《金针梅花诗钞·家传移光定位针刺心法歌》曰:"阳支时穴首侠豁(溪),少商解通委使出;阴支时穴首行间,曲商腕阴中渚得。"

(3)第三针取纳穴,三焦的五输穴配阳日阳干的流注,包络的五输穴配阴日阴干的流注。《金针梅花诗钞·家传移光定位针刺心法歌》曰:"心包三焦统气血,包纳阴干焦纳阳。"

第六节　脏气法时针法

【定义】

脏气法时针法具有完整的理论体系,是一种与子午流注理论体系相同而方法又有不同的择时取穴针刺方法,其作用"顺阴阳而调气血",是周楣声家传的时间针法。

【学习目的】

掌握脏气法时针法的基本操作技术和基本知识,熟悉该法的适应证。

【实训方法】

(1)运用互动式体验实训教学法,实训脏气法时针法。

(2)指导老师通过 PPT 多媒体教学,系统讲解脏气法时针法,演示本法的操作步骤。

(3)学生分组练习,分别作为操作者和受术者体验脏气法时针法的保健治疗作用。

(4)实训教学之后,学生完成实训报告,积极查阅文献,了解本法的最新研究进展。

(5)经考核合格后,方可单独为患者操作治疗。

【要点内容】

1. 术前准备

(1)器材与物品:75%酒精棉球、毫针、弯盘、污物桶。

(2)环境要求:环境卫生应符合 GB 15982—2012 的规定,保持环境安静、清洁卫生、温度适宜,具备排风设备。

2. 操作步骤

患者取舒适体位,全身放松。医生要取穴准确,操作前严格消毒。

配穴原则

(1)十二经流注时刻补母泻子迎随补泻法

①肺经虚证,取穴原则:当肺经流注时刻寅时,依据"迎而夺之""实泻其子"的原则,金生水,于寅时取肺经的水穴尺泽。

②肺经实证,取穴原则:依据"追而济之""虚补其母"的原则,土生金,于卯时取大肠经的土穴太渊。

③气血流注,过时取穴:不论肺经虚证、实证,非其流注时辰,取肺经本穴经渠(属金)和原穴太渊。

④其他十一经虚证、实证、过时取穴原则同肺经。

(2)脏气法时阴阳调燮法

①肝经虚证,确立治法:肝,五行属木,依据虚则补其母的原则,虚证治法:滋水涵木。

②五行生克,取穴法则:水生木,补母经母穴或本经母穴,肾、膀胱在五行属水,对应时辰申、酉,取穴法则:一是隔经取肾经、膀胱经的合水穴阴谷、荥水穴通谷;二是可以取肝经合水穴曲泉,胆经荥水穴侠溪。

③肝经实证,确立治法:肝,五行属木,依据实则泻其子的原则,实证治法:助金伐木。

④五行生克,取穴法则:金克木,补他经克我穴或本经克我穴,肺、大肠经在五行属金,对应时辰寅、卯,实证治法:一是隔经取肺经、大肠经的经金穴经渠、井金穴商阳,二是可以取肝经、胆经的经金穴中封、井金穴窍阴。

⑤心经、脾经、肺经、肾经的虚证、实证可依此类推。

3. 关键技术

(1)取穴配穴:依据五行生克理论、十二经配十二时辰、十二经气血流注理论的配穴方法,配穴按日按时推算。

(2)消毒:对选取的穴位进行常规消毒。

(3)行针得气:本法是一种择时取穴配穴法,进针得气后可配合补泻操作。

4. 注意事项

(1)患者在大汗后、劳累后、精神紧张或过饱、饥饿时不宜进行针刺治疗,舒适的体位能够使患者持久治疗。

(2)孕妇及体质极度虚弱者,严重心、肝、肾、肺疾病患者慎用。

(3)如有晕针,按一般晕针处理方法处理。

(4)嘱患者治疗后注意保暖,适当休息,避免熬夜、受凉。

(5)清淡饮食,避免寒凉、肥甘之品及酒类,以免影响疗效。

【临床应用】

(1)用于临床治疗和保健,寒热虚实病证皆可应用。

(2)不但可以用于针刺,也可用于灸法。

【知识点】

1. 脏气法时针刺心法

四时之寒暑,一日之晨昏,人身脏腑之功能活动莫不与之息息相关。故脏气法时,是中医天人相合的基本思想体系之一,而顺阴阳以调气血也就是针灸与药物的重要守则。子午流注与移光定位的针灸方法,仅是以穴应病,即不论病证如何千变万化,取穴的规律是一成不变的,这似乎有失于凝固和呆板。"法时辨证"是以十二脏腑的症状发作或加剧的时间为准,再根据生克制约与脏气法时的原理而选经配穴,可以与子午流注及移光定位法互为羽翼而相得益彰。

比如肺与大肠属金,在子丑时肝胆木气旺盛之际,而肺与大肠之见证,则在此时发作或加剧,如系金气亢或木气被乘,就可在申酉时取用肾与膀胱的要穴或五行相应穴以滋水涵木。如系木气亢盛,每交子丑之时金受反侮,则可在寅卯时,取用肺与大肠经的要穴或五行相应穴,以助金伐木。其余各时各脏可以类推。这种以病应时、以时应经、以经选穴的思想体系,散见于中医及针灸文献之中,未曾条理陈列,周氏将其系统整理,形成理论体系,方始显示其应有的光辉。

2. 脏气法时配穴法则

(1)针刺迎随补泻法

《灵枢·终始》曰:"泻者迎之,补者随之,知迎知随,气可令和。"《灵枢·小针解》曰:"迎而夺之者泻也,追而济之者补也。"《灵枢·寒热病》及《灵枢·卫气行》曰:"刺虚者刺其去也,刺实者刺其来也。"

①十二经流注顺逆迎随补泻法。依据十二经气血流注次序,以针尖迎其经气朝其源而逆之者,谓之泻;随其经气从其流而顺之者,谓之补。《灵枢·逆顺肥瘦》曰:"手之三阳,从手走头;足之三阳,从头走足;手之三阴,从胸走手;足之三阴,从足走腹。"

②十二经生克制约迎随补泻法。此法是依据五输穴五行属性的生克制约关系、补泻子法而来的,《难经·七十七难》曰:"迎而夺之者,泻其子也;追而济之者,补其母也。"

例如,金能生水,水生木,水气虚可以随其势而补金,水气实可以迎其势而泻木。可以在一经之中,用五输穴对应五行属性的法则而补母泻子,也可在十二经之中根据各经的五行属性而补母泻子。

(2)脏气法时迎随补泻法

《素问·针解篇》曰:"补泻之时者,与气开阖相合也。"已至当刻者谓之开,过时及未至者谓之阖。《灵枢·卫气行篇》曰:"谨候其时之所在而刺之,是谓逢时。"《灵枢·经别篇》则谓五脏六腑与天道相应,十二经与十二时相合。《灵枢·营气篇》明确了十二经循行的次序。《宝鉴》曰:"十二经应十二时,其气各以时而至。此即寅时以肺之经气为最旺,依次为卯时大肠,辰时胃,巳时脾,午时心,未时小肠,申时膀胱,酉时肾,戌时心包,亥时三焦,子时胆,丑时肝,至寅时又还注于肺。"

一经之中,根据脏腑经气之开阖,依其走向与五输穴的五行属性而补母泻子,《难经·七十七难》曰:"迎而夺之者,泻其子也;追而济之者,补其母也。"

"脏气法时"针法包括两种针法:

其一为十二经流注时刻补母泻子迎随补泻法。十二经与十二时相合,当其时十二经经气最盛,谓之开,过时及未至者谓之阖。十二经气血流注有一定的次序和盛衰,同时五输穴与五行相配属,即存在生克制约关系,根据这种生克制约关系和气血盛衰择时选穴,称为十二经流注时刻补母泻子迎随补泻法。

以肺经为例,肺经五行属金,流注时刻为寅时。肺经虚证,取穴原则:当肺经流注时刻寅时,依据"迎而夺之""实泻其子"的原则,金生水,于寅时取肺经的水穴尺泽。肺经实证,取穴原则:依据"追而济之""虚补其母"的原则,土生金,于卯时取大肠经的土穴太渊。气血流注,过时取穴:不论肺经虚证、实证,非其流注时辰,取肺经本穴经渠(属金)和原穴太渊。其他十一经虚证、实证、过时取穴原则同肺经。见表11和十二经流注时刻补母泻子迎随补泻法。

其二是脏气法时阴阳调燮法。基本特点:用脏腑气血盈亏的时间与病气盛衰的时间互相参照,再根据生克制约的原理而选经配穴,使发病机制与治疗方法互相结合。

应用举例:肝,五行属木,依据虚则补其母的原则,虚证治法:滋水涵木,肾、膀胱在五行属水,水生木,对应时辰申、酉,取穴法则:一是隔经取肾经、膀胱经的合水穴阴谷、荥水穴通谷,二是可以取肝经合水穴曲泉、胆经荥水穴侠溪。依据实则泻其子的原则,实证治法:一是隔经取肺经、大肠经的经金穴经渠、井金穴商阳,二是可以取肝经、胆经的经金穴中封、井金穴窍阴。心经、脾经、肺经、肾经的虚证、实证可依此类推。见表12和脏气法时阴阳调燮针法歌。

表 11 十二经流注时刻补母泻子迎随补泻表

十二经	流注时刻	迎而夺之,实泻其子		追而济之,虚补其母		过时取穴	
		时刻	孔穴	时刻	孔穴	本穴	原穴
肺(辛金)	寅	寅	尺泽(水)	卯	太渊(土)	经渠(金)	太渊
大肠(庚金)	卯	卯	二间(水)	辰	曲池(土)	商丘(金)	合谷
胃(戊土)	辰	辰	厉兑(金)	巳	解溪(火)	三里(土)	冲阳
脾(己土)	巳	巳	商丘(金)	午	大都(火)	太白(土)	太白
心(丁火)	午	午	神门(土)	未	少冲(木)	少府(火)	神门
小肠(丙火)	未	未	小海(土)	申	后溪(木)	阳谷(火)	腕骨
膀胱(壬水)	申	申	束骨(木)	酉	至阴(金)	通谷(水)	京骨
肾(癸水)	酉	酉	涌泉(木)	戌	复溜(金)	阴谷(水)	太溪
心包(相火)	戌	戌	大陵(土)	亥	中冲(木)	劳宫(火)	大陵
三焦(相火)	亥	亥	天井(土)	子	中渚(木)	支沟(火)	阳池
胆(甲木)	子	子	阳辅(火)	丑	侠溪(水)	临泣(木)	丘墟
肝(乙木)	丑	丑	行间(火)	寅	曲泉(水)	大敦(木)	太冲

表 12 脏气法时阴阳调燮取穴法则表

脏气	与病气的关系	针刺时间		取穴法则		
			立法	隔经法	本经法	
木气 (肝、胆)	肝 子丑	虚	申酉	滋水涵木	肾、阴谷(合水)	肝、曲泉(合水)
					膀胱、通谷(荥水)	胆、侠溪(荥水)
		实	寅卯	助金伐木	肺、经渠(经金)	肝、中封(经金)
					大肠、商阳(井金)	胆、窍阴(井金)
火气 (心、小肠、包络、三焦)	心 午未戌亥	虚	子丑	助木生火	肝、大敦(井木)	心、少冲(井木)小肠、后溪(输木)
					胆、临泣(输木)	心包、中冲(井木)三焦、中渚(输木)
		实	申酉	壮水制火	肾、阴谷(合水)	心、少海(合水)小肠、前谷(荥水)
					膀胱、通谷(荥水)	心包、曲泽(合水)三焦、液门(荥水)
土气 (脾、胃)	脾 辰巳	虚	午未	补火生土	心、少府(荥火)	脾、大都(荥火)
					小肠、阳谷(经火)	胃、解溪(经火)
		实	子丑	助木制土	肝、大敦(井木)	脾、隐白(井木)
					胆、临泣(输木)	胃、陷谷(输木)
金气 (肺、大肠)	肺 寅卯	虚	辰巳	培土生金	脾、太白(输土)	肺、太渊(输土)
					胃、三里(合土)	大肠、曲池(合土)
		实	午未	益火制金	心、少府(荥火)	肺、鱼际(荥火)
					小肠、阳谷(经火)	大肠、阳溪(经火)
水气 (肾、膀胱)	肾 申酉	虚	寅卯	助金生水	肺、经渠(经金)	肾、复溜(经金)
					大肠、商阳(井金)	膀胱、至阴(井金)
		实	辰巳	培土制水	脾、太白(输土)	肾、太溪(输土)
					胃、三里(合土)	膀胱、委中(合土)

120

第七节　鬃针埋线法

【定义】

鬃针埋线法是将一定长短、数量、粗细的,消毒处理后的猪鬃通过穿刺针,针刺相应穴位于一定深度,同时施用不同的手法,如提插法、提插捻转法、震颤法、弹针法等,使产生一定的针感效应,然后将猪鬃推注于穴位之中,利用猪鬃对穴位的持续刺激以治疗疾病的方法。

【学习目的】

(1)掌握猪鬃埋线法的操作要点和注意事项。

(2)掌握猪鬃埋线法的适应病证。

【要点内容】

1. 器材准备

一次性无菌注射器、6 号或 7 号注射针头、碘伏、消毒处理后的猪鬃、消毒棉签、75%酒精、剪刀、2 寸针灸针等。

2. 猪鬃消毒

将猪鬃修剪处理后,存放于 75%酒精内浸泡备用。临用时再用生理盐水浸泡致软。

3. 操作步骤

(1)选择体位、腧穴:患者一般取卧位,选取有效治疗部位或穴位,以腰背部及腹部腧穴最常用。取穴要精简,每次 1~3 个穴位。

(2)消毒:用碘伏对穴区皮肤严格消毒。

(3)装入猪鬃线:剪取一段 1 cm 长度的猪鬃线,放入 7 号一次性使用的无菌注射针的前端,猪鬃末梢在针尖部分,用 2 寸长针灸针插入注射针做针芯。

(4)埋线:用一手拇指和示指沿肌纤维行走方向,绷紧或捏起进针部位皮肤,另一只手持注射针刺入穴位,达到所需的深度后,边推针芯边退针管,将猪鬃线埋植在穴位的肌层或皮下组织内。

(5)退针:猪鬃线埋好后即退针,并用无菌干棉球(签)按压针孔止血。

3. 关键技术

(1)猪鬃线应推送顺利。选择大小适宜的一次性注射针头及长短粗细适中的猪鬃线。在装入时要保持猪鬃线推送顺畅,不能强插硬塞,避免猪鬃线在针管中卷曲而导致埋入不畅。若用 2 寸毫针做针芯,应将其尖端磨平,以防嵌入猪鬃线中而导致埋线不利。

(2)操作要做到"两快一慢"。"两快"为进针时手腕用力,针尖快速刺至皮下,出针时边退针边放线,退至皮下时快速出针。"一慢"为经皮后缓慢推针至治疗所需的深度。

（3）猪鬃有极细之芒刺，如果是鬃梢向着针座，则埋入后在体内不能停留而自行吐出，故必须注意不能颠倒放。

（4）埋入之猪鬃必须与肌纤维交叉，否则常因肌肉收缩而将猪鬃推向远方。

4. 注意事项

（1）要保证无菌操作，埋线后创面应保持干燥、清洁，防止感染。

（2）埋线后，猪鬃线不应露于体外。如果暴露于体外，用剪刀将猪鬃末梢部分平皮剪去，用手指向外推展皮肤，将猪鬃之根部按入皮内，以手在皮外不能感知为准。

（3）埋藏后并无任何不适，或仅有轻微芒刺感，很快即会消失，如两端埋入太浅，引起刺痛，可以拔出再埋。

（4）在胸背部穴位埋线时，应注意针刺的角度、深度，不要伤及内脏、脊髓。在面部和关节部穴位埋线时，应注意不要伤及大血管和神经。

（5）患者精神紧张及大汗、劳累后或饥饿时慎用埋线疗法。孕妇腹部及腰骶部禁用穴位埋线。

（6）操作消毒不严格。消毒不严格易导致穴位皮肤出现红肿热痛等感染情况。

（7）猪鬃线长短不适。猪鬃线并非越长越好，其长短与选用穴位所在的部位相关。若在肌肉丰厚部位处，猪鬃线宜长，反之宜短。

（8）埋线后皮肤瘀青。埋线时若伤及皮下血管，则局部会出现瘀青，可予局部热敷处理。

（9）注意患者术后反应，观察有无过敏。埋线后应休息 3～7 天，注意保养，局部不要沾生水，夏天每天均应更换敷料。如有感染，按照炎症处理。

【知识点】

1. 周楣声鬃针埋线法

埋线疗法是在传统的留针和埋针疗法的基础上形成与发展的。在 20 世纪 60 年代中期，我国当时的针灸工作者在治疗小儿脊髓灰质炎的过程中摸索出一种疗效显著的方法。他们将羊肠线埋藏在体内腧穴中，发现每埋线 1 次，治疗时间可持续 1 个月以上。周楣声教授改进了这种方法，将猪鬃加工消毒后作为埋藏载体代替，效果更优，遂创立鬃针埋线疗法，并在全国针灸学习班作为讲授内容进行大力推广，影响深远。蔡圣朝主任医师继承了周楣声的埋线技术，并将该技术发扬光大。

2. 鬃针埋线疗法渊源

蔡圣朝主任医师师从周楣声教授。周楣声教授认为，不论是针刺、艾灸、敷贴、推拿还是拔罐、耳压等，都是通过各种不同形式，人为进行短暂刺激，从而引起人体出现一系列的基本反应，如代偿防御机制与潜在的储备力量，以求达到治疗的目的。但是由于这些刺激作用是短暂的，所以这些应激机制不能持久，这就要选用延长刺激的其他方法。而直接灸、割治、穴位结扎、埋藏以及 20 世纪 50 年代的组织疗法等，都会对人体造成一种创伤，或是植入一种异物，由此引起人体的排异反应，才能相应地使存在于人体的某种不平衡状态与病理反应得以消除和恢复。只要刺激作用一天不消失,则人体的反应也就不会消失。

早期延长刺激的许多方法均有一定的痛苦与局限性。利用羊肠线进行埋藏,虽然简便易行,但缺点是吸收较快,作用不能持久,异物如被吸收则排异反应也就消失,这就不能达到最佳效果。周楣声教授根据自己多年的心得与体会,创新了一种操作简便、效果延长、以鬃代针的鬃针埋藏法,此法经过20多年超过万人的应用,较之羊肠线埋藏有许多优越之处。鬃针埋藏是使用家猪鬃横卧于穴位,本法不需麻醉,简单易行,埋藏后立即可沐浴,仅个别病例有微弱芒刺感,别无其他不适。

3. 鬃针埋线操作

(1)取材:①猪鬃,以猪颈项部长鬃毛为宜,剪去根部与末梢,放入清水中加碱煮沸去垢,反复数次,直至水清澈为止,取出,用酒精浸泡或干包备用;②用6号或7号注射针头数枚,以猪鬃能自行进出针孔为准;③剪刀;④酒精棉球埋藏部位:凡属肌肉丰厚之处,如肩背腰腹及上下肢之近心端均可应用,以背部最为相宜。

(2)操作:①将猪鬃穿入针头内,猪鬃末梢在针尖部分,要藏入针孔之内;根部在针座部分,要露于针体之外。猪鬃有极细之芒刺,如果是鬃梢向着针座,则埋入后在体内不能停留而自行吐出,故必须注意不能颠倒放置。②在选定部位皮肤进行常规消毒后,用左手拇、示二指沿肌纤维行走方向,连皮带肉紧紧提起,右手持针在捏起的肌肉下方横行刺入,针尖穿出皮肤。埋入之猪鬃必须与肌纤维交叉,否则常因肌肉收缩而将猪鬃推向远方。③不能放松左手,右手将露出针座的猪鬃向前推进,使之露出针尖2～3cm,再放松左手,用左手示指尖压住露出针尖的猪鬃,右手捏住针座,将针拔出,此时猪鬃即横卧于皮下深层或肌肉之中。④用左手拇、示二指夹住猪鬃之末梢部分,将猪鬃之根部穿入皮内,以手在皮外不能感知为准,再用剪刀将猪鬃末梢部分平皮剪去,用手指向外推展皮肤,操作即告完成。

(3)适应证:凡适宜于埋针及肠线埋藏者均可适应,主要有以下几个方面:

①心血管病患者以左右心俞与至阳为宜,高血压性心脏病患者可加用中脘。

②呼吸系统疾病以左右肺俞或膏肓为常规,亦可在第3、4、5、6、7胸椎随症选用。特别对12岁以下儿童支气管喘息效果较好,但年龄越大效果越差。对老年哮喘虽亦有效,但并不十分满意。

③胃肠病以左右脾胃俞、小肠俞、天枢等穴为主。

④泌尿系统疾病以命门、左右肾俞、阴交、关元等穴为主。

⑤关节及运动系统疾病上肢以臂臑、肝俞、手三里等穴为主,下肢以风市、梁丘、血海、三里、条口等穴为主。

⑥内分泌系统疾病如糖尿病,以八椎两侧为主(胰俞),甲亢以左右肩井为主。

⑦外科病主要指颈部肿块,特别对瘰疬与原因不明之肿块,双侧肩井埋藏有奇效。

(4)使用及注意事项:

①选穴以1～2处为宜,最多也不超过3处。

②埋藏后并无任何不适，或仅有轻微芒刺感，很快即会消失。如两端植入太浅，引起刺痛，可以拔出再埋。

③对疼痛及儿童喘息等症，埋藏后当日即可生效，1 周左右效果最佳，2 周左右即呈停滞状态。一般在 20 天后可以重复选穴埋藏，顽固病症不超过 3 次尚未收效者，即以无效论。

参 考 文 献

[1]　蔡圣朝,魏从健,周楣声.以鬃代针 别出心裁 [J].针灸临床杂志,1993,(Z1):50-51.
[2]　魏从建.鬃针埋藏治疗第三腰椎横突综合征 54 例[J].安徽中医学院学报,2006,25(4):25-26.
[3]　丘德文.中国名老中医药专家学术经验[M].贵阳:贵州科技出版社,1994:515-516.
[4]　蔡圣朝.周楣声治疗儿童支气管哮喘的经验[J].贵阳中医学院学报,1993,(3):21,17.

第八节　拔　　罐

【定义】

拔罐是指以罐为工具,利用燃火、抽气等方法排除罐内空气,造成负压,使之吸附于腧穴或应拔部位的体表,使局部皮肤充血、瘀血,以达到防治疾病目的的方法。

【学习目的】

掌握拔罐的基本操作技术和基本知识,掌握该法的适应证以及注意事项。

【实训方法】

(1)运用互动式体验实训教学法,实训拔罐疗法。

(2)指导老师通过 PPT 多媒体教学,系统讲解拔罐疗法,演示本法操作步骤。

(3)学生分组练习,分别作为操作者和受术者体验拔罐的保健治疗作用。

(4)实训教学之后,学生完成实训报告,积极查阅文献,了解本法的最新研究进展。

(5)经考核合格后,方可为患者单独操作治疗。

【要点内容】

1. 术前准备

(1)术前检查:做火罐的常规安全检查,看其是否有裂纹、破损,罐口是否光滑。

(2)施灸部位:在身体表面积较大的部位均可拔罐。

(3)体位选择:根据患者情况选择适宜体位,嘱患者全身放松,暴露治疗部位。

(4)拔罐用品:火罐(竹罐、玻璃罐、抽吸罐)、95％酒精和 75％酒精、毫针、打火机、弯盘、止血钳或镊子、三棱针、凉毛巾、红花油、垃圾桶等。

(5)患者准备:实施拔罐治疗前应加强与患者的交流,告知拔罐的注意事项,以便患者配合。缓解患者紧张情绪,使其身体及精神放松。

(6)环境要求:保持环境安静,清洁卫生,温度适宜。

2. 操作方法与步骤

患者取合适的体位,全身放松。

吸罐方法的操作如下。

(1)火吸法

闪火法:用镊子夹取一个95%酒精棉球,酒精棉球干湿适中,点燃后使火在罐内绕1～3圈后,将火退出,迅速将罐扣在应拔的部位。注意勿将罐口烧烫,以免烫伤皮肤。

投火法:患者侧卧位,将小棉球点燃后投入罐内,迅速将罐扣在应拔的部位。此法适用于侧卧位拔罐。

滴酒法:将95%酒精滴入1～3滴,沿罐内壁摇匀,用火点燃后,迅速将罐扣在应拔的部位。注意勿滴酒过多,以免拔罐时流出烧伤皮肤。

贴棉法:将大小适宜的酒精棉球展平,贴在罐内壁的下1/3处,用火将酒精棉花点燃后,迅速将罐扣在应拔的部位。注意酒精棉花内的酒精不宜过多,否则燃烧的酒精滴下时容易烫伤皮肤。

(2)水吸法:根据病情需要,配制相应的祛风活血药物(羌活、独活、当归、红花、麻黄、艾叶、川椒、木瓜、草乌、川乌等),药物和竹罐一块煎煮。用镊子将罐口朝下夹出,迅速用凉毛巾紧捂罐口,立即将罐扣在应拔部位。

(3)抽气吸法:将抽气罐的瓶底紧扣在穴位上,用抽气筒将罐内空气抽出,使其产生负压、吸拔在治疗部位。

拔罐法的操作如下。

留罐法操作步骤为:

①根据患者病情、体质、部位选取合适的体位,暴露施术部位,选择适宜的火罐。

②吸附留罐:可用闪火法、水煮法,将罐留置于体表,拔罐吸附力大小适中,以免皮肤起水泡,火焰不可在罐口停留过久。

③留置火罐:根据病情、患者耐受力、患者年龄、拔罐松紧程度、皮肤颜色等留置10～15分钟,以皮肤红润、充血或瘀血为度。

④起罐:一手握罐,另一手拇指或示指按压罐口周围皮肤,使之凹陷,空气进入罐内,罐体自然落下。

⑤滚罐。起罐后,将罐横放在皮肤表面滚动,起舒筋活络的作用。

关键技术:

①体位选择:以便于操作、患者自觉舒适能够耐受留罐为佳。

②火罐的选择:火罐大小的选择依据受吸拔的部位和患者的耐受程度而定。

③吸拔力大小的选择:根据受拔施术部位患者的耐受程度、火源的大小、火源在罐内停留的时间、火罐大小、火罐在皮肤停留的时间等决定火罐对皮肤吸拔力的大小。

④留罐时间:一般10～15分钟,体质弱者时间可缩短,体质壮实者留罐时间可适当

延长。

走罐法操作步骤为：

①多取卧位，暴露施术部位，选择大小合适的玻璃罐。

②施术皮肤涂抹红花油，拔罐时起润滑作用。

③走罐，火罐吸附在皮肤上，单手或双手握住罐体纵向或横向往返推移，以皮肤潮红、充血为度。

④起罐，手指在罐口按压皮肤，空气进入罐内，火罐自然脱落。

⑤走罐操作完毕，擦拭皮肤上残留的红花油。

关键技术：

①治疗部位：宜宽阔、平坦，无凸起，多在背部、下肢等肌肉丰厚、面积较大的部位，避免在皮肤松弛或褶皱过多、毛发浓密的部位施术。

②火罐的选择：根据患者年龄、体质选择大小合适的火罐，火罐过大则吸拔力过大，火罐过小则吸力不足。

③吸拔力的大小：吸拔力应大小合适，吸力过大推拉移动困难，吸力过小则易脱落。

④走罐速度的控制：走罐速度均匀、快慢适中，罐口向前的部位稍翘起，后推一侧的罐口为着力点稍向下压，可减轻阻力，利于推拉移动。

闪罐法操作步骤为：

①患者体位舒适，暴露施术部位。

②选择大小适宜的玻璃罐。

③闪拔：用镊子夹取一个95%酒精棉球，酒精棉球干湿适中，点燃后使火在罐内绕1～3圈后，将火退出，迅速将罐扣在应拔的部位，再迅速将罐起下，如此反复多次拔住起下、起下拔住，直至皮肤潮红、充血或瘀血为度。

④擦拭皮肤。

关键技术：①患者体位舒适，可持久操作，要选择平坦的拔罐部位，肌肉放松。

②火罐大小的选择：面部选小罐，背部肌肉丰厚部位选大罐。

③吸拔操作：闪火、吸拔、起罐动作连贯，在背腰部面积较大的部位可2～3罐交替吸拔，拔吸部位皮肤均匀潮红、充血。

④闪罐时间：反复吸拔时间过长易导致罐体温度过高，引起皮肤烫伤，可多个火罐交替应用，或闪拔数次后在皮肤上留罐数分钟。

留针拔罐法操作步骤为：

①体位：患者暴露治疗部位，肌肉放松。选择合适的体位，有利于针刺和留罐操作。

②留针：皮肤消毒，针刺入穴，行针得气后留针。

③留罐：选择较大一点的玻璃罐，闪火后倒扣在针刺的中心，可留罐10～15分钟。

④起罐出针：先起罐，然后再出针。

关键技术：

①火罐拔吸力度及松紧适宜，留罐应以针刺点为中心，不可偏离太远。

②选择火罐:根据拔罐部位及体外针柄的长短选择大小合适的玻璃罐,如火罐过小,易致弯针、压针。

③针罐部位多选肌肉丰厚部位的腧穴,拔罐定位要准确。如拔罐位置偏移,易致针刺部位疼痛,针体弯曲。

刺血拔罐法操作步骤为:

①患者体位舒适,治疗部位严格消毒,选择刺血工具,刺破穴位皮肤或血络。

②留罐:闪火法留罐,罐口覆盖刺血部位。

③起罐:留罐 10~15 分钟再起罐,清理瘀血,皮肤消毒。

关键技术:

①拔罐时机:刺血络时待瘀血自然流出,出血将结束时将管扣拔在出血部位;如是皮肤针叩刺或穴位针刺出血,则直接扣拔在出血部位。

②出血量:依据患者病情、病位及体质,出血量一般以出尽恶血为度。病位轻浅、体质较弱者,出血量宜少;病位深、体质壮实者,出血量可稍多。

③起罐清理瘀血:出血量少,血液凝固,可起罐后擦拭瘀血,再行常规针孔消毒。出血量大,瘀血未凝固,可先将火罐一侧边缘抬起,将消毒干棉球塞入罐内,血液被干棉球吸收后,再将棉球收入罐内一同清理,擦拭后进行针孔消毒。

3. 注意事项

(1)患者在大汗后、劳累后、精神紧张或饥饿时不宜进行该疗法治疗,舒适的体位能够使患者持久治疗,同时也能防止晕罐。

(2)有出血倾向的血液病患者,如血友病、血小板减少、白细胞降低者,严禁使用本法。有皮肤破溃、感染者不宜拔罐。

(3)治疗前与患者进行沟通,取得患者同意方可进行。

(4)根据治疗部位、患者体质和病情选择大小合适的火罐,玻璃罐便于观察皮肤变化、出血量多少、毫针的状态,药罐发挥了中药和拔罐的双重作用。

(5)加强无菌操作观念,全程严格操作,特别是针罐操作、刺血拔罐更应注意。

(6)操作者手法熟练,注意火源的管理,以及无菌操作,避免感染。

(7)治疗结束后,注意患者是否出现晕灸,嘱患者休息 5~10 分钟再离开,避免灸后受凉。

(8)拔罐后注意保暖,适当休息,避免熬夜、受凉、久视。清淡饮食,避免寒凉、辛辣、肥甘之品及酒类。

4. 灸后水泡的处理

治疗后因操作不当造成皮肤起水泡,应视水泡大小予以不同的处理。若水泡较小可不做处理。若水泡较大,可用消毒针具挑破水泡,放出泡液,再用消毒干纱布覆盖,防止感染。

5. 禁忌

(1)有急性疾病、高热、出血性疾病以及接触性传染性疾病者不宜拔罐。

（2）皮肤有过敏、溃疡、水肿者，以及有外伤、骨折者不宜拔罐。

（3）大血管分布部位、皮肤褶皱过多处、毛发过密处、骨骼突出等凹凸不平之处不宜拔罐。

（4）孕妇的腹部、腰骶部位，体质虚弱、产后，不宜拔罐.

【临床应用】

（1）拔罐具有通经活络、行气活血、消肿止痛、祛风散寒等作用。

（2）拔罐适应证较广，多用于风寒湿痹、腰背肩臂腿痛、关节痛、软组织闪挫扭伤及伤风感冒、头痛、咳嗽、哮喘、胃脘痛、呕吐、腹痛、泄泻、痛经、中风偏枯、荨麻疹等。

【操作流程】

在使用过程中，我院护理专家初步制订了拔罐护理治疗技术的护理操作流程、护理操作规范（试行）以及注意事项。拔罐技术的应用丰富了中医护理的内容。

【知识点】

医学生在课堂教学完成后踏入工作岗位前，到医院进行临床技能实习是必需的一个阶段。在临床带教培训过程中，我们不断总结、完善实训教学法，形成了互动式体验实训教学法。该教学法从吹灸疗法、通脉温阳灸、按摩灸等灸法实训开始，逐渐应用于拔罐、针刺手法、中医诊断、西医诊断等实训内容。

互动式体验实训教学法共分三个阶段，第一个阶段指导老师理论教学，第二阶段教学实践，第三个阶段考核合格后方可为患者临床操作治疗。

（1）师生良性互动：指导老师通过 PPT 系统讲授拔罐理论，现场操作演示拔罐，让学生收集总结拔罐法的临床应用研究进展、注意事项、适应证，书写实训报告，由浅入深，从而深入了解更深层次的理论知识、治疗中的人文关怀等。

（2）教学实践体验：拔罐法是临床常用的中医外治法，治疗时需要暴露受治疗者的腹、背、腰、肢体等部位，受治疗者容易产生羞涩、不安、尴尬等心理变化；拔罐轻重、留罐时间长短、拔罐后皮肤起水泡等均可影响患者治疗效果，给患者生活带来不便；治疗罐反复使用，罐体是否消毒，是否有传染疾病的可能等，这些都是拔罐过程中可能遇到的问题。让学生去体验、感受、思考一名患者经历的治疗过程，不仅是为了熟练掌握技能，还可以让学生换位思考，体验从一个治疗者到一个受术者身份转换过程中的思想变化，学习如何避免拔罐操作的失误，如何让操作更规范、更人性化。

（3）考核与临床操作：实习生经过自身体验、为同学操作之后再考核，考核合格者方可在临床为患者实践治疗。考核时全程录像，方便老师指出学生操作中的不当之处并进行纠正。操作考核优秀者，初期在临床为患者操作治疗时，带教老师会给予相关的指导。

拔罐法实训教学时严格按照拔罐法的操作流程、注意事项等教学、实践和考核。